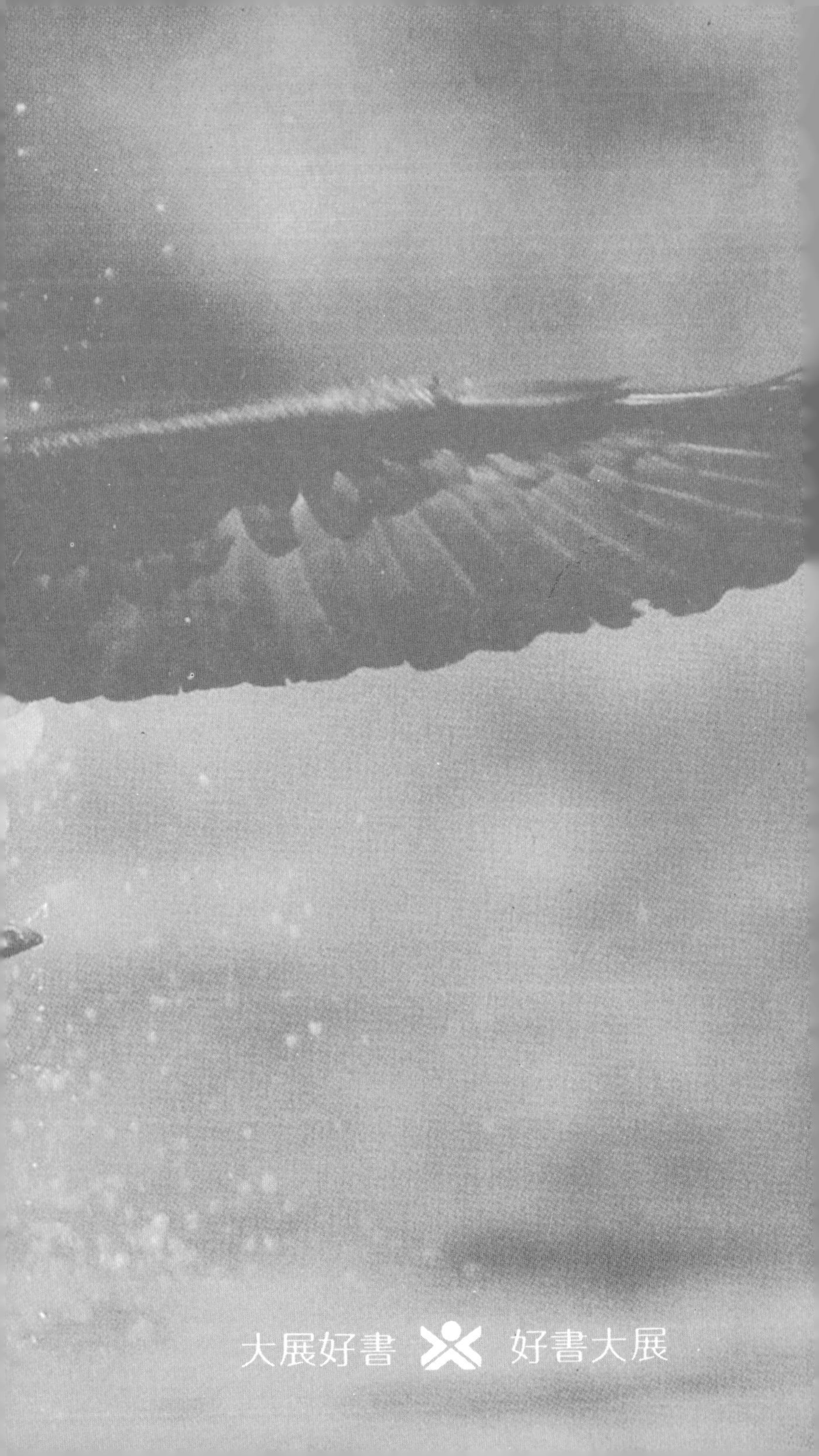
大展好書 好書大展

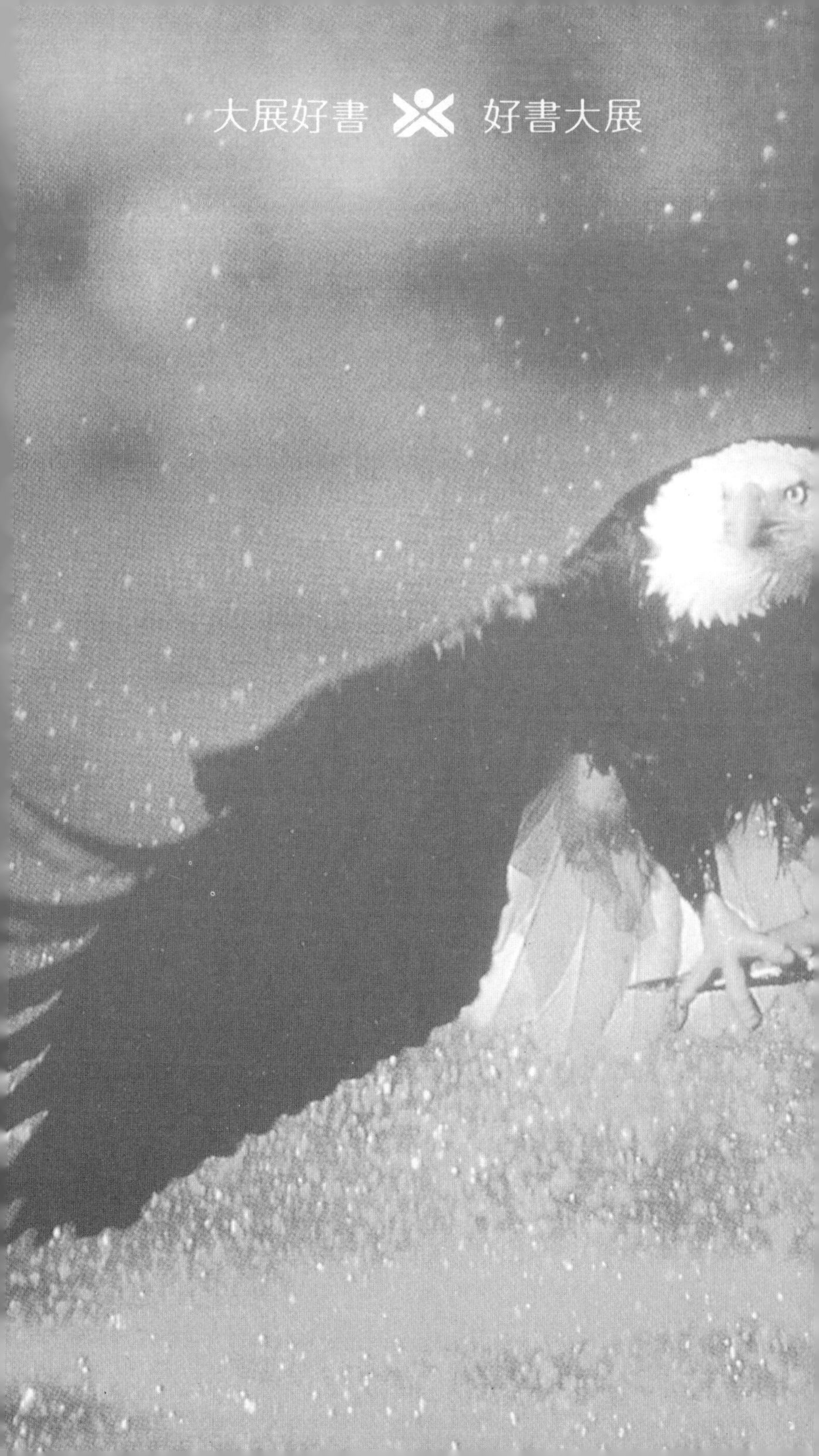
大展好書 好書大展

我戰勝了癌症

安田伸／著
李芳黛／譯

76
健康天地

目錄

序章

我戰勝了癌症！

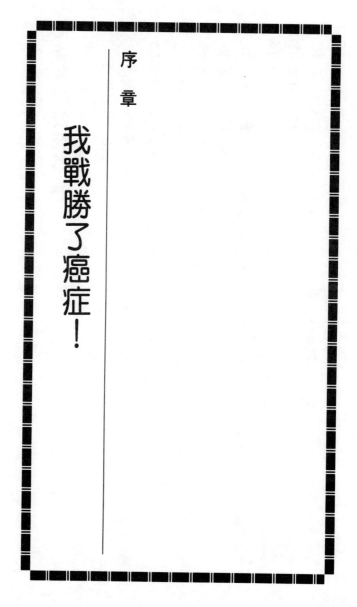

金黃色的臨死體驗

這裡是什麼地方呢？

好像從來沒有覺得這麼舒服過。咦，那片燦爛的色彩到底是什麼呢？在無窮盡的空間中，有好多巨大的支柱並列著。但是，我好像從來不曾到過這樣的地方……。

「哎呀，金黃色……」

只見四周散發出燦爛而不眩目的光輝。

「難道這裡是宮殿……？」

我漫步在這座有如古埃及王朝時代所建，四周呈燦爛輝煌的金黃色且異常寬廣的宮殿裡。宮殿裡從柱子、天花板到地面，全都是金黃色的。不，根本看不見天花板，同時也無法確實感覺到地面的存在。

應該怎麼形容才好呢？上下、左右、遠處，全部都是——金黃色，所有的空間都被金黃色所覆蓋。

這時的我，心中一片詳和，臉上的表情也不自覺地放鬆了。稍後有一名女子面帶微笑地上前來迎接我。而在右前方的位置，則有一名男子用溫和的眼神看著我。

那眼神好像是在對我說——「歡迎光臨」。

我略帶猶豫地看看四周，發現有很多人靜靜地站在那兒，好像包圍著我似的。這些人全都是以白人系統為主的外國人，此刻正身穿有如古羅馬人般的寬外袍式紫色寬鬆上衣，靜靜地並排在右側。

怎麼會有這麼好的地方呢？只覺身體輕飄飄的，絲毫感覺不到自己的體重。我滿懷喜悅地面對正面的白光……抬頭挺胸，一邊揮舞著手臂，一邊快步走了過去。

突然，幾道如探照燈般的強光從斜上方照了過來……但是卻不會產生眩目感。

就好像參加科學競賽獲得優勝而接受頒獎一樣，似乎全世界的人都在為我拍手喝采，讓我覺得非常高興。只是，這裡既沒有聲音，也聽不到音樂。

我抬頭挺胸快步向前走去。

以相當於莫札特『單簧管五重奏曲』第四樂章的拍子前進……。就在這時——

「安田、安田……」

有人在很遠的地方呼喚著我。

「安・田！」

呼喚聲愈來愈強。那是內子竹腰美代子的聲音。

宮殿倏地消失了。出現在我眼前的是妻子的臉——

「我一點都不覺得痛苦。」

竹腰美代子臉上的表情非常嚴肅，聲音也更大了。

「安田！回來吧！」

從長達九年的鬥病生涯到對「生命」謳歌

我和「肝癌」的搏鬥，已經長達九年。

當年，醫生曾經這麼告訴我。

——癌症經過五年後如果不再復發，就表示已經進入安全範圍內。

我於九年前被醫生宣告為「肝臟異常」，但是卻直到現在才正式使用「癌症」這個名稱，由此看來，所謂「一般情形……」，根本不適合應用在我身上。

因此，我認為——一般的「傳聞」未必可信。

「癌症發病」——。

當時醫生只表示在肝臟發現一個非常可疑，如粟粒般大的東西，並未明白告訴我和竹腰美代子那很可能是癌症。可是，我們卻直覺地認為那就是癌症。

事實上，醫生很少使用「癌症」這個字眼。

罹患癌症的現實非常殘酷，甚至足以戕害當事人的心靈。在心靈受到侵襲的同時，癌細胞也會以驚人的速度腐蝕我們的身體。和大部分的人一樣，我的癌細胞也是偷偷地來，等我察覺時，已經成為慢性肝炎逐漸侵蝕肝臟。

「已經太遲了……。」

我的情形可說已經到了無可挽回的地步。

醫生在我的肝臟發現了三個二十六公釐大的癌細胞，以及四個較小的癌細胞。

但是，我並不是那種會被「俗說」所迷惑的人。相反地，我發誓一定要找出事實來。

值得慶幸的是，竹腰美代子就在我身邊。她對健康非常有概念，是一位「健康體操指導者」。而主治醫師庵政志先生，是我非常要好的朋友，同時也是我高中時代的校友。以乳酸菌為基礎，提倡「自然治癒」，打著「疾病要靠自己治癒」的口號而使業務急速成長，以生產健康食品為主的公司負責人小向廣壽先生，則熱心地表示其公司所生產的乳酸菌製品對我的病情或許有所幫助。另外，一位很久以前就認識的朋友，宗教家平林政雄先生，也不斷地給予我心靈上的支持。

當我為各種「俗說」感到煩惱時，他們不會陪我一起長吁短嘆，而是冷靜地接受事實，並積極思考應付的方法。

坦白說，在一九九四年，也就是在發現「肝臟異常」九年後被宣告為「肝癌」之前，我一直沒有什麼自覺症狀。例如，儘管潛藏在肝臟中的「癌細胞」蠢蠢欲動，但是我卻不曾出現因膀胱結石而導致血尿，或因劇痛而必須打麻醉針等情形。

「倦怠……」——只是每天持續出現倦怠的現象。

結果，所有的人都異口同聲地表示：

「安田，可能是癌症噢！而且是最麻煩的肝臟！咦，你怎麼還一副悠哉遊哉的樣子呢？」

衆人用夾雜著同情和生氣的口吻這麼告訴我。

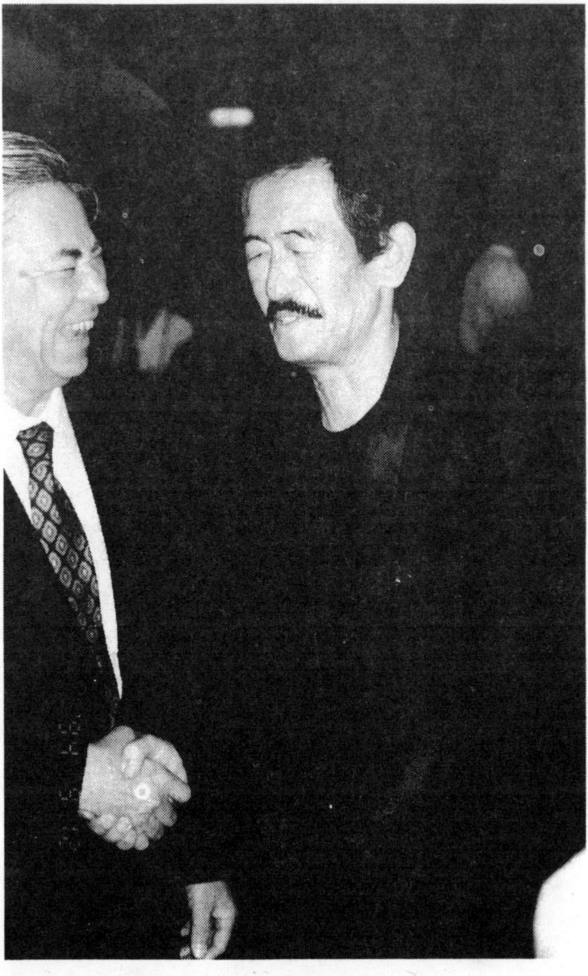

獨一無二的好友，主治醫生庵醫師。

但是在那個時候，與其擔心可能不會出現的癌症末期，還不如冷靜面對自己正處於「癌症進行狀態」的事實。我暗自下定決心，一定要在這場慘烈的戰鬥中奮戰到底。各種俗說和傳聞對我而言並不適合。在我內心深處，早已找到了前進的方向。

而且，我的決心絕對不會改變。

將戰勝癌症的喜悅告訴各位！

此刻，我要大聲告訴所有受到癌細胞侵襲、還與癌症搏鬥的人：

「我戰勝癌症了！」──。

「希望你也能戰勝癌症。」這是我衷心的祝福。

當然，每個人的情形和立場都不一樣，也許這麼簡單的一句話，無法道盡各位的辛酸。不過請別忘了，我也是衆多癌症患者當中的一個，而且我的症狀並非輕微。根據自身的體驗，我認為對抗癌症最重要的是掌握自己的病情，決定好自己該走的路。

千萬不要拘泥於最惡劣的案例或不幸的俗說，一定要面對現實，逐一通過挑戰，這才是最重要的。切記，自暴自棄才是你的大敵。

另外一點也非常重要——那就是在你身邊的伙伴。

我的伙伴是竹腰美代子，你呢？

或許你正被病魔折磨得非常痛苦，但是千萬記住，不要讓任何人看見你的悲傷，要用笑容作為武器，每天和癌症作戰。這，應該不是很困難的吧？

只要想到自己並非孤軍奮戰，獨自對抗病魔，與此同時還有很多人和你一起對抗癌症，自然就會產生無比的力量，成為戰勝「病魔」的最強武器。

本書的宗旨，是希望將我九年來與疾病作戰的體驗，提供給各位作為參考。

想到現在還能有元氣地執筆為文，內心就充滿了感動。這種感動，和我從金黃色的臨死體驗中所得到的感覺一樣。

基本上，我對於「死」並未心懷恐懼，對於「生」也不特別執著。

換句話說，我是抱著充實的心情，逐漸朝金黃色的世界邁進。

我希望每天都過得很快樂，希望能敞開胸懷謳歌上天所賦予人類的「生命」。

這種心情，是我今天仍能倖存的最大原因，同時也是我「最大的願望」。

「美代子，謝謝妳。」——竹腰美代子

我們夫妻倆的年紀分別六十三歲和六十五歲。

我經常在想，能夠和他結婚真是太好了。

安田伸屬於「進行性癌」體質，不管再怎麼努力避免，還是會出現癌細胞。

曾經瀕臨死亡邊緣的他，現在已經完全有癌細胞了。

在一九九四年夏天，由於癌細胞一口氣增加了七個，肝癌治療變得格外辛苦。在最熱的八月，一整個月裡，我一刻也不敢離開他的身邊。辛苦自然不在話下，但是我卻覺得自己在這段期間成長了很多。

人類、人生，其間所經歷的痛苦、真心、溫柔、感激、感動、歡喜、尊敬……。

徘徊在生死邊緣的安田伸——

突然睜開眼睛，用不可思議的表情看我，目光如少年般清澄。

雖然肉體遭癌細胞侵蝕，但是他的心靈未受到侵蝕。自從被診斷為「癌症」以來，安

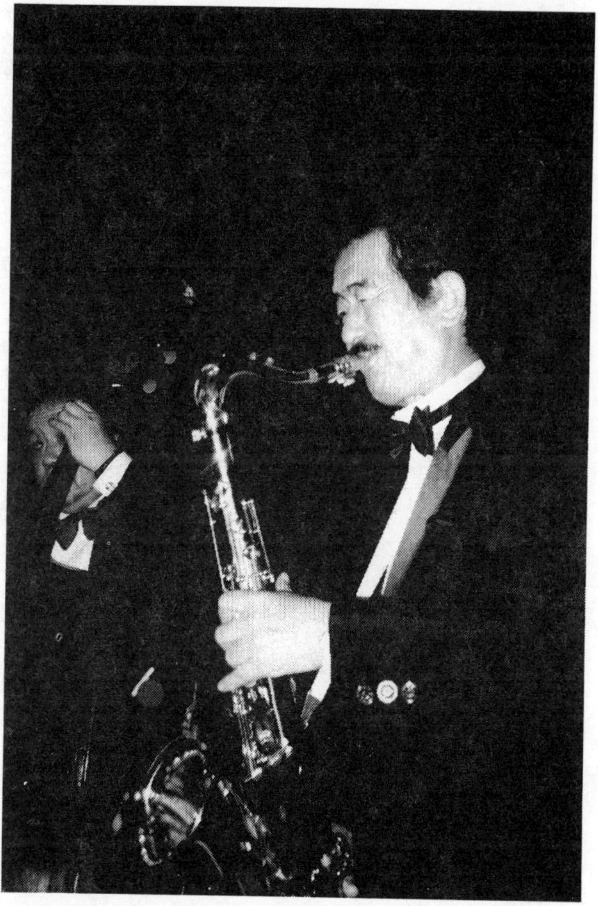

田始終保持泰然自若的態度，臉上隨時帶著笑容，平靜而勇敢地面對一切……既不害怕死亡，也不執著於生命，完全是一個自然體。

與安田相交五十年，在一所女校任敎的篠崎孝子在電話中表示：

「妳真幸福，因為安田伸是一個高潔的人……。」

丈夫徘徊在生死邊緣，他的老友卻告訴身為妻子：「妳真幸福，因為安田伸是一個高潔的人……。」

拿著聽筒，我不禁哭了起來。

那一瞬間，我開始瞭解人的真心和溫柔。

我有許多好朋友一直不斷地給予支持。

例如，身材高大的庵先生、笑容可掬的中田先生、有著充滿哲學意味的額頭的椎名先生等……他們全都不求回報地給予照顧和幫助。

安田伸用如少年般清澄的目光看著我：

——「美代子，謝謝妳。」

第一章

徵兆——不能再吹薩克斯風

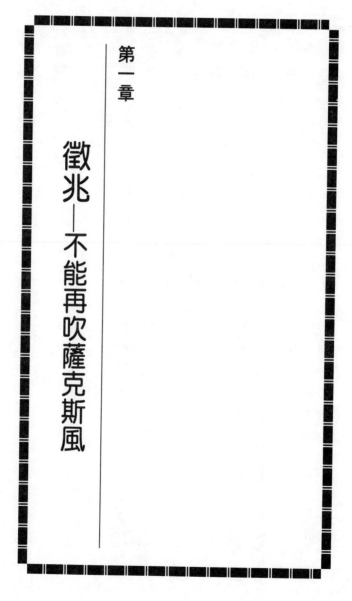

只有我坐在那兒

我的癌症徵兆，是在三年前（一九九一年）的春天突然開始。最早令我察覺有異的，是在進行每天例行的樂器吹奏練習時會覺得痛苦，而這種情形以往從來不曾發生過。過去，我每天都要吹薩克斯風三小時以上，但現在僅僅吹了十五分鐘，就全身冒汗，甚至連吹奏的姿勢也無法保持。

（人過了五十歲以後，難免會有這種情形出現——。）

這是我最初的想法。

接著我又回想到，一九八五年接受定期檢查時，醫生在肝臟發現了如粟粒般大的可疑腫瘤……。但由於非常輕微，又不曾出現自覺症狀，因此，醫生只吩咐我定期回醫院接受檢查——如此而已。

在不曾戒酒的情況下，我每天採行飲食療法，過著健康的生活，結果薩克斯風所吹出的聲音依然強而有力。

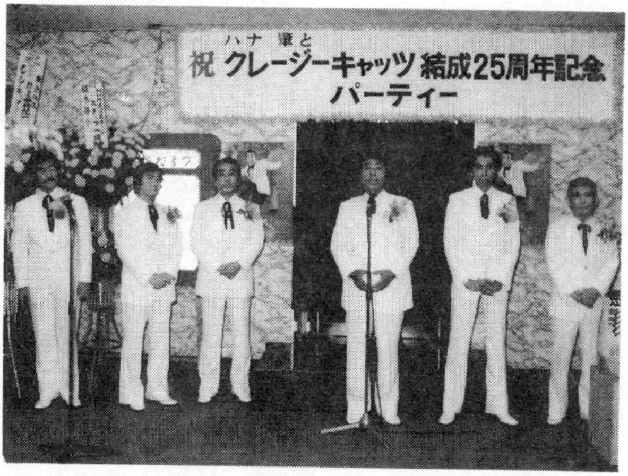
ハナ肇と
祝 クレージーキャッツ 結成25周年記念
パーティー

那麼，現在為什麼會突然無法吹奏薩克斯風呢？而且，我為什麼常常覺得全身倦怠呢？一股不安悄悄地籠上心頭。

我和妻子有在晚上喝啤酒的習慣。這天晚上在喝酒時，竹腰美代子問我：

「近來你練習的時間似乎縮短了？」

附帶一提，在我們家，我叫妻子「竹腰美代子」，她則叫我「安田」。

而當家中只有我們倆時，我叫竹腰美代子「美代子」，她則叫我「阿伸」。

多年來，只要時間允許，我總會花很長的時間練習吹薩克斯風，而我最常吹的曲子是莫札特的「單簧管五重奏曲」，因此美代子認爲練習時間突然縮短，必然有其原因。

如今每當參加電視劇集或綜藝節目的錄影時，總會明顯地出現「疲勞感」等症狀。

在等待錄影時——疲勞感往往會悄悄地襲向全身，令我覺得「真想躺下來」。

不久後，這種情形已經成為常態。即使只是在家裡的錄音室，和志同道合的音樂伙伴們一起演奏樂曲，也會有這種情形出現。

我的錄音室設在挑高的二樓，從客廳可以看到整個錄音室的情景。對我來說，坐在客廳裡一邊啜飲咖啡或啤酒，一邊觀看錄音過程，無疑是一大享受。

「來，喝啤酒！」「這啤酒真好喝！」

但不知從何時開始，每當站起來時竟然感到十分痛苦。

慢慢地，我發現自己經常坐著不動。

大家都興高采烈地右手拿著酒杯、左手拿著香煙，精力充沛地針對錄音情形進行討論，直到三更半夜才肯散去。

只有我茫然地坐在那兒。

對身體的異常感到不安

於是有一天：

「美代子，這幾十年來我就好像機器一樣不停地拼命工作，如今大概是油用光了，所以動作也變得遲鈍了吧？人啊！一旦過了五十歲，不偶爾加點油是不行的。喂，妳看我是不是工作過度啦？」

竹腰美代子笑著走進錄音室裡來。

「嗯，最近你似乎有點欠缺集中力。」

「妳說我欠缺集中力？這也未免太誇張了吧！放心啦，沒什麼大不了的。」

除了每天晚上都聚集在我家的音樂伙伴外，前來拜訪竹腰美代子的客人也很多，但在忙於招待客人之餘，她還是非常注意我的一舉一動。

「美代子，要不要喝點啤酒？」

「嗯！」

這天晚上的談話到此結束。

我並不是那種把身體的微妙變化當作疲勞看待的草率之人。一九八五年，當醫生告訴我「肝臟發生異常」時，我的心情非常平靜，仍然每天過著有元氣的日子。

當然，我也有過為感冒、腹痛所苦，且必須服藥治療的經驗，只是從來不曾住院或長期到醫院看門診。

身體健康的人大多討厭上醫院，當然我也不例外。

「既然身體不太舒服，那就住院三天做個身體檢查吧！」

這句話說起來輕鬆，但是對於必須住院的當事人的心情，我卻一點也不瞭解。

直到現在，我仍然保持每天喝酒的習慣。對我來說，每天晚上一升日本酒乃是家常便飯，如果不輾轉換幾家酒館喝個過癮，我就會覺得渾身不舒服。

有首歌不是勸人「喝吧、喝吧、盡情地喝吧！」嗎？因此，回家以後我通常會再喝點啤酒。

這種生活已經持續了幾十年。

而在工作方面，我是「瘋貓」樂團的成員之一，數十年來一直馬不停蹄地四處表演。

有關「瘋貓」的點點滴滴，即使單為它寫一本書也許說不完。在後面的章節中，我將會為各位介紹一些有關「瘋貓」樂團後半時期的事蹟。

就我記憶所及，有位「瘋貓樂團」的成員也和我一樣，出現容易疲勞的現象。

不過，真正令我心生警惕的，是一向非常關心我的健康情形的竹腰美代子的一句話——因為她是最值得我信賴的人。

也許正如她所說的，我真的是「工作過度」了，於是我立刻下定決心，當天晚上就打電話給主治醫生。

我的主治醫生是專攻內科，現任日赤醫療中心副院長的庵政志先生。他是我在厚木高中的同屆校友，雖然後來我進入藝大（東京藝術大學）學習音樂，但是兩人之間的友誼並未被時間沖淡。

「安田啊，有什麼急事嗎？」

「其實也沒什麼啦……」

「怎麼？你是不是突然不能喝酒，所以急得想哭了？」

「我還是能喝酒啊！」

「那是怎麼回事呢？」

「我發現我再也不能長時間吹奏薩克斯風了。」

「……？」

「這到底是怎麼回事？」

我想你最好儘快到我這兒來一趟。」

他很乾脆地說完這句話，然後就掛斷電話了。

我的中心感到非常迷惑——為什麼政志會匆匆地掛斷電話呢？

對他來說，不能長時間吹奏薩克斯風或許不是一件大事，但是，我的身體確實產生了異常變化。

對我而言，這才是最令人擔心的事情。

我陷入沈思當中——對身為醫生的奄來說，這個症狀根本不算什麼。只是我卻不免擔心，萬一它意味著某種疾病，那可就糟了。

庵是日本知名的肝臟權威，在日赤醫療中心一天要看幾百名門診患者。

包括處理太遲的末期癌症患者，白血球大量增加而致疼痛難當的白血病患者——以及許多我連名字都說不出來的難病患者在內，全都抱持著最後一絲希望到他的醫院就診。

和這些人比起來，我的症狀應該還算輕微吧？

我慢慢地在心中理出了頭緒。

與此同時，因為身體出現異常而產生的不安，也暫時消除了。我暗自下定決心，不論診斷的結果為何，我都要冷靜地接受。

覺悟要冷靜接受檢查結果

竹腰美代子是一個很不可思議的女人，這話怎麼說呢？在與日常生活無關的話題上，她總是輕鬆帶過，但是對於身邊所發生的事情，她卻絕口不提。

以舍妹和朋友的妻子為例，幾乎所有的妻子們，都喜歡在茶餘飯後把這一天所發生的事情告訴丈夫或其他家人，例如隔壁××太太今天跟人吵架、孩子在學校的ＰＴＡ等等……共通之處就是，丈夫即使累得睜不開眼，也必須強迫自己耐心地聽她說完。

對於這類近似嘮叨的談話，我實在不知該如何應付。因為，不論是隔壁的××先生夜歸，或是前面巷子的××太太和送牛奶的人私奔等新聞，都跟我安田家無關，我聽了根本毫無感覺。

從這點來看，對這類話題完全不感興趣的竹腰美代子，確實是我最理想的妻子。喜歡抽菸的她，每當遇到附近禁慾派、討厭抽菸的人時，總會好好地和他們「溝通、討論」一番。

這天晚上，我告訴美代子：

「我打電話給庵了。」

「安田，你好偉大啊！」

自一九八五年經醫生宣告為「肝臟異常」以來，我一直在接受她的照顧。為了保護有「沈默臟器」之稱的肝臟，醫生建議我施行食餌療法，而她也同時接受醫生的指導，學習如何提供我最佳的飲食。

這麼多年來，她一直在默默地為我付出。

除了「食餌療法」以外，我還必須從事「維持體力的運動」。而她不單只是基於健康體操指導的立場，同時也是基於妻子的身份，配合我的病情、體力編出獨特的運動方法。如果不是她的悉心照料，我的肝臟恐怕早已惡化，只能終日與床為伍了。

「庵那傢伙叫我看他呢！」

「真的？那就去吧！」

望著她那燦爛的笑容，我不禁也快樂地笑了起來。

「今天晚上吹薩克斯風時，我覺得好愉快啊！」

「太好了！那麼，今天晚上我們就喝一杯吧！」

一般人或許很難相信這是夫妻之間的對話，在一般人的心目中，當發現丈夫身體不適時，做妻子的至少應該表現得憂心忡忡，堅持要丈夫立刻到醫院接受檢查才對。

只是，擔心並不能改變身體發生異常的事實。而在正常的情況下，當丈夫為妻子吹奏一曲薩克斯風時，妻子在欣喜之餘邀丈夫共飲，不也是無可厚非的嗎？

「告訴我，醫生到底是怎麼說的？」

或者——

「有什麼不對勁嗎？醫生是不是發現了什麼？」

或者——

「你是不是有事瞞著我，快告訴我實話吧！」

或者——

一般典型的妻子，可能會從各個角度旁敲側擊，非要找出答案不可……但是，竹腰美代子卻隻字不提。

可是我知道，

就在我掛斷電話，藉著沈思整理思緒的時候，她早已瞭解了一切。

關鍵就在於我告訴她：「今天晚上吹薩克斯風時覺得好愉快！」

大學主修運動生理學的竹腰美代子，每天都必須以「健康體操指導者」的身份去面對各種問題，因此，即使面對丈夫遭受病魔侵襲的事實，她也能冷靜接受，坦白說，她這種覺悟之心，絕不亞於我。

在這個時候，她能和我站在同一陣線上，不是非常可喜的現象嗎？

深夜時分，我們倆啜飲著啤酒——趁這個機會徹底找出問題點來，透過對方的微笑，我

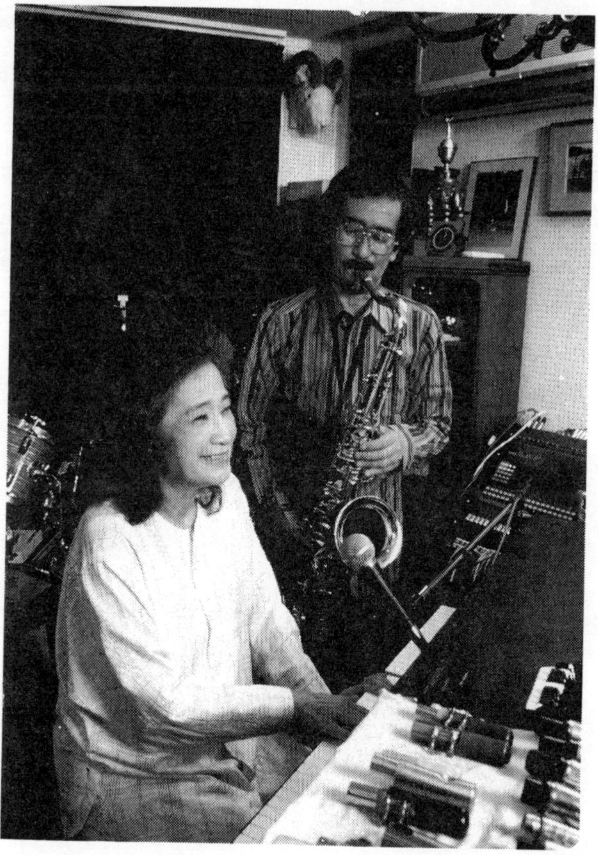

們確認彼此早已心意相通。

接受腸息肉切除手術

「安田，先別擔心肝臟的問題，我有個消息要告訴你。」

庵先生打電話來。

這天距離上次檢查已經過了一週。

「什麼事啊？」

「簡單地說，你的腸長了個腫疱……。」

「腫疱——那該怎麼辦才好呢？」

「趕快切除嘍！」

「……我知道了。是不是要立刻切除？」

「最好趕快決定。愈快動手術切除，對你的身體愈好。」

我靜靜地放下聽筒。

試著整理雜亂的思緒——首先，值得慶幸的是，原先最令人擔心的肝臟，到目前為止似乎還沒有什麼大問題。對我來說，這已經算是很幸運的了。

至於腸息肉的事——雖然很可能是惡性息肉，但只要及早發現並加以切除，應該就沒什麼好擔心的了。

我把檢查結果告訴竹腰美代子。

「肝臟似乎沒什麼問題，倒是腹部長了異物……庵建議我儘快動手術將其切除。」

「哦，有很多嗎？」

「嗯，是有幾個，不過都還很小，動手術的話很容易就可將其去除。」

「幸好發現得早，萬一讓息肉變大，那可就糟了。」

她的語氣非常輕鬆。

我這才感到釋懷。

因為她的回答，家中的氣氛霎時變得明朗起來。

這時我才領悟到，原來我天生就是「癌體質」，而竹腰美代子似乎也頗有同感。

我打從心底感到感動，因為現代醫學的進步，的確發揮了驚人的力量。

「愈早去除愈好」，言下之意，似乎不管腸內息肉是良性或惡性的，只要動手術將其切除就絕對錯不了。

後來我才知道，動腸息肉切除手術根本不必住院，只要做點簡單的痲醉，內視鏡探入其中就可以了。

「內視鏡戳到腸的彎曲角時，可能會有點痛……」

儘管醫生事先說明過，但在手術進行期間，我並未感到任何疼痛。大概是因為他的技術好吧？我想。

就這樣，我腸內的息肉完全被去除了。

第二章

再發——舞台演出與干擾素治療

公演之前發現肝臟異常

一九九四年一月二十二日，我和美代子於厚木市文化會館（神奈川縣）舉行「安田伸、竹腰美代子的演奏會&脫口秀」——。

可能因為我是厚木國中、厚木高中的校友，再加上又是當地人的緣故，票很快就賣光了，甚至連市長也前來捧場。站在舞台上，我感受到來自觀衆的熱烈支持。

這是一次成功的演出。在衆人的鼓掌喝采聲中，幕緩緩落下。

此時此刻，我更深刻地感受身為音樂家的幸福……在來賓席上，我看到主治醫生庵先生及其夫人，正面帶微笑地為我鼓掌。想到他能在百忙之中抽空出席我的演奏會，內心真是充滿了感謝。

——喜悅充塞在我的胸臆之間。

突然，從竹腰美代子的化妝室裡傳出一陣騷動。

緊接著而來的，是救護車的聲音。

竹腰美代子被人用擔架抬了出來。

我默默地目送她離去。

竹腰美代子不僅強韌，而且是一位非比尋常的女性。就拿這場音樂會來說吧！從企劃、敲定場地、印製邀請函、發售門票到在演出者之間居中協調、排定演練時間等，全都由她一手包辦……同時她也是這次演出的主角之一。

不論碰到什麼事情，她的臉上永遠都是和藹可親的表情，而且從來不叫苦。

竹腰美代子不曾說過「好累啊！」這句話。她是那種一旦設定目標，就一定要將其完成的人。除此以外，她還要陪我喝喝酒、聊聊天，偶爾有個空檔，哪怕只有五分鐘，她的雙手也會忙著編織東西。

送到醫院檢查的結果，她的血糖值幾近於零……注射藥物、打點滴，在醫院躺了三個小時……回到家時已凌晨一點。但是這天她仍然四點起床、五點出門，準備搭六點的新幹線前往京都的丹波發表演講。

「妳可以嗎？」

「當然可以，女人是很強韌的。」

竹腰美代子的強韌我當然非常清楚，但是我知道她也有脆弱的一面。或許是因為是七個月就出生的早產兒的緣故，她的體質相當虛弱。根據東京女子醫大喜多村博士的說法──她是所謂的「腦畸型」。

儘管才剛經歷過厚木音樂會那樣的意外事故，竹腰美代子卻絲毫不以為意。

「我的頭腦聰明得很，哪裡不好呢？」

一切的一切──盡在不言中。

在演奏會的翌日，當竹腰美代子出門發表演講時，我將住院所需的各種用品收拾好，然後按照原訂的計劃住院接受檢查。

住院後的第二天，也就是二十四日早上，醫生開始各項檢查。稍後，前一天已從丹波趕回來的竹腰美代子，若無其事地出現在醫院，看起來好像「很有元氣」的樣子。

「醫生，他這次住院檢查大概要花多久時間呢？」

「嗯，大概要二週左右──」

「哎呀？真不巧，明天我得到洛杉磯去，一個禮拜以後才會回來。」

「放心地把妳丈夫交給醫院吧！在檢查期間，他不會有事要妳幫忙的。」

於是在二十五日當天，美代子由成田機場搭機前往洛杉磯……。

我躺在床上，腦中不停想著正在往洛杉磯途中的竹腰美代子，覺得她有如太空人一般。

「二十二日，演奏會→救護車～醫院→回家。二十三日，到丹波演講（當天來回）。二十四日，到醫院。二十五日，飛往洛杉磯……」行程十分忙碌。

這次住院，醫生對我做了全身性的徹底檢查，項目包括X光、心電圖、超音波、肝細胞檢查……等等。

檢查結果——「在肝臟發現了三個八公釐大的腫瘤，現在已經將其戳破，注射酒精把它們擊潰。醫生的技術很好，你放心吧！」

原來，前年秋天切除的腸息肉之一，果然是屬於惡性的。這也就是意味著，當時我認為自己屬於「癌體質」的想法，仍是不爭的事實……。

剛剛回國的竹腰美代子一聽到醫生的說明，不禁緊張起來。

「我知道了……不過，有件事還請醫生幫忙。安田馬上就要參與一項表演，我知道他很想參加這次的演出。」

美代子口中的演出，是指西田敏行繼森繁久彌之後推出的舞台劇『屋頂上的提琴手』。在這齣舞台劇中，我除了演出其中一角之外，還負責單簧管的獨奏。對身為音樂家的我而言，這實在是一次千載難逢的演出機會。

「庵醫師，他需要一個月的時間練習，一個月的時間用於正式表演，總共需要二個月的時間。」

庵副院長並未直接回答竹腰美代子的問題，而是轉頭看著我。

「安田，我也很想看你演出呢！」

「庵，那就公演後再動手術吧！」

庵副院長很快地做成決定。

「暫時先用干擾素抑制C型病毒，但是我們先約好，等到表演結束以後，你必須立刻住院。」

我的個性一旦決定好的事情，就會徹底遵守。但如果不能確實掌握「為什麼、什麼時候、會變成什麼情形」這三個要素，則會有如芒刺在背一般，渾身都不舒服。

我一向拙於應付自己無法掌握的狀況。

大概是察覺到我的煩惱吧？

「安田，還有一件很重要的事哦！」

竹腰美代子看著我：

「你知道嗎？像你這種病九〇%是由壓力所造成的。」

那語氣就好像老師在教小學生似地。

「我當然知道。」

「是嗎？那麼你應該只是觀念上知道而已。」

她絲毫沒有妥協的意思。

「每當你不同意某件事情時，總會露出一副很不高興的表情，事實上這是不對的。」

在凝重的氣氛中，竹腰美代子這麼說道：

「對了，醫生，我可不可以喝啤酒啊？」

庵醫生聳聳肩：

「只能喝二瓶。」

竹腰美代子聞言大叫：

「太幸運了！」

接著，她突然換上認真的表情：

「安田是個完美主義者，但如果不讓他以悠閒的心情出場表演，反而無法盡情發揮。所以啊，每天晚上讓他喝二瓶啤酒是很重要的。」

她說的都是事實，我根本沒有反駁的餘地。

「庵醫生，安田這個人實在太頑固了。」

竹腰美代子笑著對庵副院長說。

「哎呀，這傢伙一向如此。凡是他決定好的事，任誰來也說服不了他。」

庵醫生現在也不把我當作患者了，居然用「這傢伙」來稱呼我。

不知怎麼地，這時我突然覺悟到——該是開始做某些事情的時候了。

最後，庵副院長用他那強而有力的聲音說：

「安田，我再說一遍。只要你儘快趕走這些麻煩的東西，我敢保證你這一輩子每天晚上都可以喝到二瓶啤酒。」

在醫生的殷殷叮嚀聲中，我離開了日赤醫療中心。

「安田，你是個好演員！」

從醫院開車回家的途中，我的腦海裡縈繞著各種思緒。「如果父親還在人世，這時候他會怎麼處理呢？」「不能告訴媽媽。不管再怎麼痛苦……也絕對不能讓她知道。」

——「安田，你是個好演員。在這個時刻，你不應該再去想這些問題。如果你放棄了對舞台的熱情，那可就不是我所認識的安田了。」

恍惚間，我似乎聽見了已於三年前去世的竹腰母親、也就是我的「岳母」的聲音。岳母和我們一起生活了三十多年，在我的心目中，她的地位永遠沒有人可以取代。

——「岳母，我不會忘記舞台的，妳放心吧！」

我對著天空喃喃自語道，突然有股想哭的衝動。

看著坐在旁邊的竹腰美代子，而她卻毫無所覺地凝視著窗外的景色。

我的個性其實相當急躁，只是大部分的人都不知道而已。當然，這並不表示我善於偽裝或表裡不一。此外，我喜歡思考，但卻不懂得如何與人交往。

諷刺的是，這樣的我卻選擇了演藝道路。

「演藝圈、演藝人員最需要的，就是觀衆和影迷。」

這是一位知名演藝人員所說的話。

年逾六十的我，如今不必別人教，自己也懂得如何分辨真實和虛假。根據多年來的經驗，我知道演藝圈是非常現實的，因此我衷心地期望自己能夠努力改善人際關係。畢竟，每天接觸不同類型的人，即是我最大的樂趣啊！

身處於演藝界，我一直期勉自己忘掉「神經質的自我」，甚至強迫自己以沈默來代替憤怒。

遺憾的是，現在演藝圈的年輕人似乎和以前不太一樣了。

就拿已經很久不曾上演的『屋頂上的提琴手』來說吧！——不可否認地，比森繁年輕的西田，的確更能表現出故事的主角「迪威」那充滿活力、勇敢地面對殘酷命運的挑戰精神來。

我私底下將劇中的「迪威」命名為「平成迪威」。

在這齣劇中，有很多年輕人參與演出。講究長幼有序、非常注重前輩與後輩之間的禮儀，是演藝圈最引以為傲的傳統。如今，這個值得驕傲的傳統已經逐漸瓦解……大家一起站在舞台上接受觀衆的喝采，當幕緩緩落下時，每個人的心目中都充滿了滿足感。之後，大家退回後台，準備搭升降梯離開。

「大家辛苦了……辛苦了。」

當升降梯的門打開時，那些年輕人往往一擁而上，搶在我們這些前輩或老演員之前走了進去……剩下來的前輩或老演員，只好相對苦笑，耐心地等待另一架升降梯到來。

類似的情形每天重複上演……。

這大概就是壓力的來源，是引發癌症的原因吧？

即使是健康的人，要連續一個月站在舞台上表演，也是非常辛苦的事。

在醫生准許的二個月裡，我以一週三次的方式，共接受二十六次干擾素治療，不料卻引起強烈的副作用。不僅經常處於憂鬱狀態，而且還有厭世傾向。根據新聞報導，已經有十三個人為此自殺。雖然我對接受干擾素治療已經具備了相當知識，但是卻沒有想到注射之後，必須利用塞劑才能壓制住三十八度以上的高燒，而且站在舞台上時腦中一片空白。在這種情況下登台演出，實在是非常可怕的經驗。

我把事實告訴庵醫生。不待我把話說完，他立即做出決定：

「中止干擾素治療，改用點滴注射。」

與『拉皮斯』的相遇

「演出的情形還好吧？」

「唉，別提了。那些年輕人對我們根本不屑一顧。真是叫人寒心哪！……或許就是因為這個緣故，所以我才覺得更加疲倦吧？」

一位曾經一起參加『屋頂上的提琴手』演出的朋友，特地打電話來表達問候之意。他知道我肝臟不好，也知道在這次公演結束之後，我必須再度住院接受檢查。

「你的體力逐漸衰退，還得每天登台表演，實在是太辛苦了。我看，我送點『拉皮斯』讓你試試看吧！」

「『拉皮斯』？這是什麼東西啊？……」

「就是乳酸菌萃取劑嘛！我親自送過來好了……可以嗎？」

結果，朋友另外還帶來了帶津良一先生所著的『戰勝癌症、恢復元氣——活到一二五歲』一書。在看到這本書時，我立刻為其標題「乳酸菌萃取劑」、「自然治癒力」等字眼所吸引。

目前在社會各界深獲好評的乳酸菌，生吃時會被胃酸等強酸所破壞，很難到達腸。『拉皮斯』是乳酸菌的生產物質，並非生菌，故耐酸、耐熱，可以順利到達腸，使腸中的雙叉乳桿菌等益菌對身體發揮好的作用，同時也有助於各種乳酸菌的繁殖。

換言之，服用『拉皮斯』並非直接攝取乳酸菌，而是使自己體內的乳酸菌增加。

根據帶津先生在其書中的說明，人類腸內大約有一百兆個細菌存在。在這許多細菌當中，有的對身體很好、有的對身體不好，也有一些是不好不壞的。不過，後者因環境的變化，可能成為具有不良作用的細菌。

那麼，細菌在何種環境下會產生不良作用呢？答案是便秘時。以腸中殘存的老舊廢物為溫床，原本既非毒又非藥的細菌，會產生不良作用。

最近，可能是因爲很少攝取纖維質食品，因此有便秘傾向的人日益增加。另一方面，動物性蛋白質攝取過多，有害便長久停滯在腸中，使腸原有的機能受到阻礙，腸中細菌既無法發揮作用，相對地發揮不艮作用的細菌也就增加了。

由於排泄作用無法順利進行，原本應該排泄掉的不艮物質被腸壁吸收，並且循環至肝臟，對肝臟的解毒作用造成大的負擔。

當解毒的負擔較輕時，腸所具有的作用——創造免疫力、增強抵抗力等作用便能順利發揮，使人免於疾病之苦。換句話說，只要排便順暢，就能順利進行「腸內」的清掃，使腸原有的作用能充分發揮。

在我們所居住的「城鎮」內，只要每個人都能勤於打掃，自然就能擁有乾淨的居住環境。同理，只要保持腸內乾淨、使腸原有的功能旺盛，就能使自然治癒力發揮作用。

根據體驗過『拉皮斯』效果之人的證言——類似C型肝炎消失得無影無踪、糖尿病患者的檢查值下降等例子，可謂不勝枚舉。

無法單憑閱讀資料和文獻而瞭解、接納，乃至採取行動，是我的特性。

但由於『拉皮斯』並非單體的純粹培養物質，因此激發了我的興趣。

將十二種有用乳酸菌與四種酵母進行「共棲培養』，彼此擴展自己的勢力範圍，每一種菌都產生分泌物，創造一個容易棲息的環境。將這些分泌物精製使其趨於穩定後，較不容易受到酸的影響，而且能夠到達腸中，有助於腸內益菌的繁殖……。

理論上我完全同意這一點。

——「首先要做的，是使積存的物質大量排出，使腸保持乾淨而能充分發揮作用，因此每天必須服用四十cc。」

「哦，不是聽說只要十五～二十cc就夠了嗎？」

「已經經過四個月了，服用四十cc也可以。」

「正好，盒子裡面的小瓶子都是四十cc裝的。」

為了使排泄作用順利進行，大家都非常辛苦……擔任健康指導的竹腰美代子，經常在演講中告訴聽衆——「健康的人，每天應該排出分量相當於二根香蕉的糞便。至於糞便的形狀，則以呈香蕉狀的最好。」應該排出的東西沒有排出，久了就會成為「諸惡的根源」。

據把『拉皮斯』介紹給我的高橋先生表示——（開始服『拉皮斯』經過三天後，肚子經常咕嚕、咕嚕直叫。我不記得曾吃過不好的東西，但是肚子卻不停地咕嚕、咕嚕叫，好像有許多廢氣積存似地，所幸除了產生便意以外，並未帶來任何不快感。

後來排出的糞便，令我對於腹部竟然能夠積存那麼多東西感到很不可思議……不僅量多，而且氣味很輕，使我不禁喃喃自語：「感謝神……」）。

應該排出的東西排出以後，果然感覺輕爽多了。

值得慶幸的是，在我們家的餐桌上，每天都有各種粗纖維蔬菜、根菜及良質蛋白質，因此，我並沒有便秘的煩惱。此外，自從開始服用『拉皮斯』以後，糞便量增多、氣味也不臭，而且都呈完美的香蕉狀。

在主治醫生的建議下實行「培特」療法

上一次舞台所花的時間三小時又三十五分鐘。在經過四十一次公演後，『屋』劇總算在一片好評聲中圓滿落幕了。

按照原先的約定，我再度住進日赤醫療中心，接受更精密的檢查。

這天，護士靜靜地走進病房，用公事化的聲音說：

「七點時請你和安田太太一起到超音波室來，椎名醫師要見你。」

七點嗎？……距離現在還有二個小時。於是竹腰美代子提議：

「我們先到下面的餐廳吃飯吧！」

我默默地跟在她的身後。

請你和安田太太一起來……這表示檢查結果非常嚴重——二個小時雖短，但因爲我一直想著各種可能的情形，所以變得格外漫長。這時的我，再也無法像平常那樣愉快地和美代子交談。我想，竹腰美代子一定早就看出了我內心的想法。稍後當我躺回床上時，突然覺得自己就如同「砧板上的魚肉」一般。在當時的情況下，我會有這種想法也是很自然的……。

椎名醫師——是主治大夫庵醫師為我選出，專門負責肝臟治療的醫生。

七點整——我和竹腰美代子一起走進超音波室。

好窄的地方啊！……我突然有快要窒息的感覺。

原本凝視著超音波畫面的椎名醫師，回過頭來靜靜地看著我：

「你認爲下午四點是白天還是黃昏呢？」

椎名先生臉上的表情，使他看起來比較像是哲學家而不是醫生。不過，他的這一番話，卻讓我和竹腰美代子更清楚地瞭解到「癌」的真相。

剎那間，我忘了椎名先生正針對我的症狀進行說明，只是目不轉睛地凝視著他。

據椎名醫師表示：

「經過這三個月來，肝臟的癌細胞已經由三個增加為七個，大小約為二十八、二十四、二十二公釐，另外還有四個較小的癌細胞。」

我和竹腰美代子默默地聽著。經過九年以後，我們終於清楚地聽到「癌」這個字眼……醫師繼續說明：

「治療方法有三種。第一是到國外接受肝臟移植手術。不過，安田先生是屬於容易長癌的體質，即使進行肝臟移植，也難保不會再有癌細胞出現。」

不只是我，相信竹腰美代子也在心中喃喃自語：

——這不等於白說嗎？

事實上，我早就察覺自己屬於「癌體質」。

「……第二個方法是進行『培特』療法——。也就是直接將乙醇注射到肝臟的腫瘤，使腫瘤『壞死』而不致繼續擴大。」

「……」

「第三個方法則是堵住將血液送到癌細胞的動脈，使癌細胞因血液無法送達造成營養失調而死亡。」

椎名先生說到這裡便閉口不語……短暫的沈默過後又說：

「關於要採用哪一種方法，應該由患者自己決定。」

我頓時感到非常狼狽——庵醫師曾經說過：「椎名醫師在美國頗負盛名，尤其是在『培特療法』方面，他的技術堪稱世界翹楚。」問題是，我是日本人，實在不習慣美國那種由患者自己決定治療法的方式……。

這時，竹腰美代子開口了：

「現代醫療究竟進步到什麼程度，我們一點也不瞭解……所以，還是由主治大夫庵醫師來決定吧！」

我和竹腰美代子慢慢地站起來，朝椎名醫師深深地一鞠躬。

庵副院長明快地做成決定：

「用培特療法比較好，只要用注射針把酒精注入癌細胞就可以了。不過，椎名醫師說癌細胞不只三個……幸好安田的耐力極強，就算七個也不要緊。」

他那強而有力的聲音，令我和竹腰美代子都覺得好像往前邁出了一大步……。

不過，坦白說——培特療法並沒有想像中那麼輕鬆。事實上，我認為這世上再也沒有比它更痛苦的療法了。

第三章

與竹腰美代子的相遇、結婚

兩人因某週刊的專訪而結識

我和竹腰美代子的相遇，源自於某週刊的專訪。

當時我三十二歲、竹腰美代子三十四歲。

那時正是瘋貓的全盛時期，睡眠時間簡直可以媲美拿破崙，一天只要能睡個五小時，就算是非常幸運的了。

至於要躺在床上好好睡上一覺，則是近乎奢侈的願望。大多數的時候，我們都只能在沙發上靠一靠而已，另外就是利用搭車、搭飛機的空檔補充一下睡眠。雖然辛苦，但是大家都將這種情形視為理所當然。

當然，偶爾還是會有空閒的時間，例如，在等待適當的天氣以拍攝電影畫面的空檔時。

當時瘋貓的成員都還很年輕。

好不容易有個空檔，大家當然不肯平白放棄。於是有的人隨著音樂起舞、有的人趁機整理庭院或種些花草樹木、有的人則跑去約會……我因爲還是單身的緣故，多半待在石橋艾塔洛的家中。

這天，我正好待在石橋艾塔洛的家中。「打麻將吧！」「還少一個人呢！」就在這時，我突然想起前些日子要求要我做篇專訪的『現代週刊』。

有一天，經紀人突然這麼問我。

「安田，『現代週刊』想要跟你做篇專訪，你認為呢？」

「他們只要訪問我一個人，而不是全部的團員？」

「是啊！據說是因爲有位女士認為你是她心目中的理想男性。」

「我？」

「不管怎麼說，他們已經派記者來了，你快去接受訪問吧！」

我很快地來到記者面前。

「我們週刊有個『人物搜尋』的專題報導，這次所邀請到的人是『美容體操』的竹腰美代子小姐……她在訪問中提到了安田先生你。」

對方說著拿出一份報導資料來。

在那篇訪問稿中，記者問了竹腰美代子許多問題，其中第六個問題是：「誰是妳心目中理想的男性？」

Q：「竹腰小姐心目中的理想男性是誰呢？」

——嗯……我認為在瘋貓樂團中最不顯眼，每次都在白天播放的電視節目『大人的漫畫』中……擔任受傷軍人角色的那個人，是最理想的男性。

Q：「妳是指瘋貓的安田伸嗎？」

——他叫安田伸嗎？

Q：「妳不知道他叫什麼名字嗎？」

——是的。

Q：「妳覺得安田先生哪裡好呢？」

——我沒有見過他本人，所以很難具體說明……不過，我覺得他的眼睛最吸引人，看起來非常溫柔……而且，從電視上看，他的笑容非常可愛。

當時，竹腰美代子因為主持NHK的『美容體操』節目，而風靡了無數觀衆。此外，她也是皇后陛下〔今皇太后〕的體操老師，是一位相當活躍的知名女性。

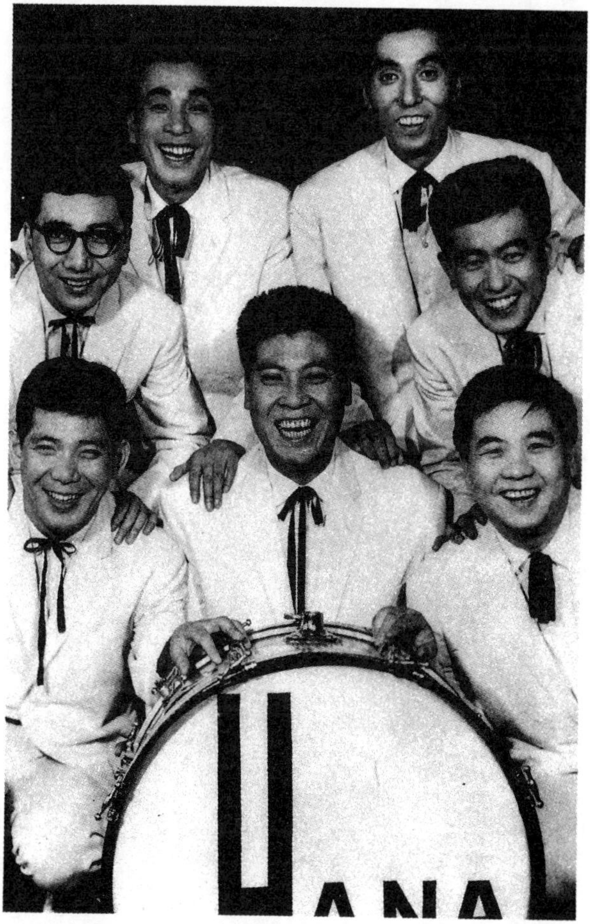

花肇和瘋貓

此刻我想利用這個機會作一番告白。

老實說，當時每次一想起她所說的話，我就忍不住沾沾自喜。

某位小說家所說的話，至今仍令我印象深刻——「所謂小說，其實就是在寫自己……」。

如果無法在小說中表現自己，又怎麼能成為小說家呢?這是我當時的感覺。

因為竹腰美代子的出現，我開始想到自己。

我從小學起就一直都是優等生，每年都被選為班長，後來並進入所住地區最好的厚木中學（舊制）就讀。當時的我，一心嚮往日後能進入陸士（陸軍士官學校）、陸大（陸軍大學），然後擔任陸軍元帥。

不料，我的夢想卻隨著戰爭結束而為之粉碎。我茫然地望著學校海報上，麥克阿瑟將軍那副戴著太陽眼鏡、叼著菸斗的颯颯英姿……。

——「真帥啊!……」。就在這時，一件影響我一生的事發生了。

這天，我因為負責打掃而走入接待室。首先映入眼簾的，是佈滿灰塵的樂器。事後回想，或許在那一瞬間，自詡為軍國少年的我，就已經變成「文化少年」了吧?

——深受樂器的吸引。

……試著吹吹看……卟、發出聲音了。

……把灰塵拭去，樂器霎時變得亮晃晃的。

我深受這些「魔物」的吸引……於是，東大升學組學生安田伸，開始在應該唸書時埋首於樂器中。「既然如此……」就這樣，我進入藝大（東京藝術大學音樂系）就讀。

我相信自己一定可以成為音樂家。

因為，我是那種一設定目標，就會不斷努力，直到成功為止的人。

除了學校的課程之外，我還不惜血本，以昂貴的代價聘請私人教師進行指導。不過，既然想要成為音樂家，當然得跟隨一流的老師學習才行……為了支付費用，我拚命地打工，在許多地方用薩克斯風演奏爵士樂。有志於學習古典音樂的我，其實並不喜歡爵士樂，但在表演的過程中倒也不覺得乏味。我想，這大概是因為我天生就喜歡音樂吧？

我不斷地朝自己決定的道路前進……。

就在這時，我遭遇了一次重大變故。

進入藝大後不久，父親安田秀雄突然因為心臟病發作而倒下。看著躺在床上昏迷不醒的父親，我實在很難相信「他就是我的父親」。

父親一向嚴厲——他不但經常告誡子女「沈默是金」「少說多做」「與其生而蒙受恥辱，不如選擇名譽的死」，同時還身體力行。事實上，我的性格有一大半是承自父親。

他的心臟本來就不好，從來又出現狹心症這種最惡劣的狀態，雖然僥倖地保住了性命，卻足足過了十六年臥病在床的生活。一九六六年，在參加身為長男的我的婚禮過後半年，他終於離開人世，享年六十二歲。

幸好我有個偉大的母親。在父親臥病期間，她活用過去的經驗，進入美軍的野戰醫院擔任護佐，在病人之間贏得「媽媽女士」的封號，相當受人歡迎。對她來說，護佐的工作不單只是為了維持一家人的生活，同時也是為「中日親善」貢獻一己之力。

在我之下還有二個弟弟、二個妹妹，這麼大一家子全都要靠她的薪水維生，母親的辛苦可想而知。

所幸弟妹們都很懂得體恤大人，每天自動幫忙家務，讓母親得以無後顧之憂。

有一天——我接到石橋艾塔洛的電報。

這就是我和「瘋貓」的相遇。

如今仔細想想，我就好像那位小說家所說的，完全是在無心插柳的情況下踏進以表現自己來爭取大衆支持的「演藝圈」。我想，不論是小說家或演藝人員，在表現自己這方面應該都是相同的。

對我來說，竹腰美代子確實是一個相當吸引人的存在。

理由有二：

第一，身為演藝人員，我只能生存在演藝界這個特殊世界裡，在在我周圍的人以及我所交往的女性，也多半與演藝圈有關。

第二，竹腰美代子和像我這樣，因家庭因素而從「想走的路」換到「不同道路」上的人，根本上就有很大的差別。對於像她這種憑著意志持續走自己選定之道路的人，我由衷地表示尊敬。

從貢獻自己的一切，以學問為基礎不斷前進的意義來看，我認為她活得非常充實。

因此，當竹腰美代子在接受現代週刊的訪問時，表示我是她心目中理想的男性時，我真的感到十分意外。意外之餘，我還有一種幸福的感覺。或許她只是跟記者開開玩笑而已，但是因為這段偶然的插曲，我開始認真地思考起自己的未來。

基於這個緣故，我很高興地答應接受那位記者的專訪。

當石橋艾塔洛用遺憾的口吻表示牌搭子不夠時，我不禁暗自竊喜：「真是天賜良機！」因為我聽說竹腰小姐也很喜歡打麻將。先前震懾於她貴為皇后陛下的老師身分，一直不敢貿然提出邀約，如今好不容易有這個機會，我當然要好好把握住。

慚愧的是，我一直僅止於想的階段，卻遲遲不敢付諸行動。

後來，我終於體認到「坐而言不如起而行」的道理。也可能是受到竹腰小姐那番話的鼓舞，在感情上經常畏縮不前的我，這一次突然變得勇氣十足。

經過打聽之後，我知道她就住在涉谷區千駄谷的鳩森神社附近，於是我打電話給她。

「你好，我是竹腰。」

她的聲音比我想像的更加聰明、爽朗、健康。

「呃、我、我是不久前接受『現代週刊』專訪的安田伸……」

「啊，對不起，害你因為我而備受困擾。」

她的話如音符般具有節奏。我清清喉嚨：

「呃，我們想打麻將，只可惜三缺一，不知道妳肯不肯賞光？如果可以的話，我在鳩森神社門前等妳。」

「你知道我住在哪裡？」

「是的，我已經事先打聽過了。二十分鐘以後見。」

不讓竹腰美代子有說不的機會，我很快地掛斷電話。

通常，不論是對什麼事情，我都會在深思熟慮以後才採取行動；而且就算採取行動，也多半是穩紮穩打的方式。但是，今天我的表現卻和以往完全不同。

樂團裡面的植木等人曾說，我給他們的第一印象，是比較像個銀行職員或學校老師而不是個音樂家。在別人眼中，我是一個非常認真、嚴肅的人。

我並不是故意要表現得嚴肅，只是我認為凡事都應該先有計劃再展現行動，這才是合理的做法。至於別人要怎麼想，也只好由他們去了。

對一切事物均抱持平常心的我，這次卻一反常態，以猛烈的速度採取行動。在某種奇妙感覺的驅使下，我展現了不同於平常的另一種面貌。

連我自己都感到難以置信。

當然，我也覺得有點內疚，因為我根本沒有考慮、尊重對方的意願，就專斷地掛掉了電話。做事向來穩重的我，居然會做出如此無理的行為，連我自己都感到非常驚訝。

更何況對方是一名女子。

而且當我打這通電話時，已經過了晚上十一點。

麻將於午夜十二點開打。似乎才打了那麼一會兒，天色就已經微微泛白。

「今天就此為止吧！」

竹腰美代子突然提議道。

我不解地望著她：

「妳累啦？」

「不，我打得非常過癮，只是我得搭九點的飛機到札幌去。」

「妳是騙人的吧？」

「不，是真的。」

說著亮出機票來。真是太令人驚訝了。

我絕對沒有輕視女性的意思。不過，她明明一大早就得搭飛機到札幌去，卻隻字不提地陪我們通宵打麻將，這種精神實在令人感動。

我一向討厭嘮嘮叨叨、明明約會遲到卻又拚命找藉口為自己辯解的女性。而印象中的女性似乎也都是屬於這一類型。然而，竹腰美代子的表現，卻令我對女性的想法完全改觀。對我來說，這真是一大震撼。

仔細想想，昨天晚上我們才頭一次見面，我就半強迫式的邀她打麻將……而且是在深夜時分。但是她既不會抱怨，也沒有問我任何問題，只是靜靜地看著車窗外的景色。

我故意打破沈默：

「竹腰小姐，妳會開車嗎？」

「妳喜歡喝酒嗎？」

好像初次約會的年輕男孩一樣，淨問些愚蠢的問題，剎那間我突然非常討厭自己。

「安田先生跟我想像的不同，一點也不像是個演藝圈的人。」

竹腰美代子笑著說。

我很快地送她回家，等她洗過澡後再送她到羽田機場。

看著竹腰美代子揹著皮包消失在登機口，我突然意識到自己從來不曾遇到過像她這樣的女人。

經常聽人說一見鍾情，但是這麼簡單的一句話，根本無法表達我此刻的心情。

我在心裡想著：

這世界上再也沒有比語言更空泛的東西了。任何裝飾性的言語，都有如在空中飛舞的浮塵一般，無法給人真實的感受。

我當即下定了決心。我私心以為，和竹腰美代子的偶然相遇，乃是神的恩寵。至於打動她的方法，我相信誠意比任何甜言蜜語都來得有效。

十天內藉由行動展現誠意

從初次見面起十天內，我設法排除萬難，在忙碌的行程中擠出空檔，藉由實際行動展現誠意。

第一天——

在送她到羽田機場的這天稍晚，我在出口迎接搭最後一班飛機回來的她。

「另外三個人正在等妳，打麻將去吧！」

我笑著提出邀請。就這樣，我們又打了一個晚上的麻將。

第二天——

半夜十二點打電話給她：

「我是安田伸，現在在距離千駄谷不遠的青山喝酒，要不要一起來呢？」

當天晚上我們一直喝到凌晨四點。

第三天——

晚上八點，我在電話中告訴她：

「我是安田伸，這可是我第一次開跑車喔！肯不肯賞光陪我一起兜兜風啊？三十分鐘後我來接妳。」

當時中央汽車車道尚未竣工。我們開著車從甲州街道開到大月，從大月開到富士山，然後沿著河口湖、山中湖、御殿場經東海道送她回家。

一路上我一句話也沒說，因為我覺得只要有她陪在身邊就已經足夠了。或許是心有靈犀吧?!竹腰美代子也不曾開口說話。

當車子在她家門前停下來時，我問她：

「妳快樂嗎？」

她露出了我最喜歡的笑容：

「嗯，你很會開車。」

這時已是凌晨五點——。

類似的行為每天持續著。我無意強調自己的偉大，不過當時瘋貓的行程表，真的是每天都排滿了，如果不是出自至誠，我根本不可能擠出時間以各種行動向她表示誠意。

我暗自對天發誓，這一生中只要竹腰美代子做我的伴侶。

十月三日——也就是我們認識的第十天。

「安田，明天我得到關西去處理一些工作上的事情，五號我的生日恐怕不能和你一起過了，對不起。」

我並未就此放棄。

「生日當天妳會在哪裡？」

「我會住在六甲山飯店。而且，我打算送自己一樣生日禮物。」

「對了，妳想要什麼生日禮物？」

「軟管裝的巧克力。」

「現在還有賣嗎？」

「沒有了。」

「那好吧！祝妳一路順風。」

她帶著愉快的心情到關西去了。

但是我可慘了。正如她所說的，現在已經不賣軟管裝的巧克力，叫我到哪裡去找這種東西呢？為什麼她不挑項鍊、圍巾或皮包……等女性都喜歡的東西呢？

這是弗洛伊德式、還是雨果式的表現呢？對了，她是不是不想我送她禮物，所以才故意選一種市面上根本買不到的東西，好讓我知難而退呢？不過，她也可能是在暗示我這樣東西其實還是可以找到。

不，不會的，她不是那種刁鑽的人。根據我對她的瞭解，她一定是真的想要這種現在已經買不到的軟管裝巧克力。看來，現在是神在考驗我的時刻了。到底是有還是沒有呢？哎，與其在這兒枯想，還不如到處去找找看。

在東京尋覓的結果相當令人失望，於是我又花了一整天的時間，跑到神奈川縣、埼玉縣去找。

十月五日，六點——

心中懷著更大的決定，我來到六甲山飯店門前。

對於我的突然到來，竹腰美代子感到非常意外。

看著她，我用輕鬆的語氣說：

「祝妳生日快樂。我跑遍了埼玉縣和神奈川縣，結果只找到這二條。」

接著很鄭重其事地將二條巧克力捧到她的面前。

「但是我覺得光這樣還不夠，因此決定親自來一趟。美代子，請妳嫁給我吧！」

「……」

竹腰美代子默默地接過巧克力。

如果是一般戲劇表演，這時兩個人應該深情地四目相對或熱情地抱在一起才對，但現實可完全不是這麼回事。因為，我還得連夜趕回東京電視台錄影呢！

雖然有點殺風景，但我卻不得不實話實說：

「我馬上就要趕回電視台錄影，祝妳有個愉快的夜晚。」

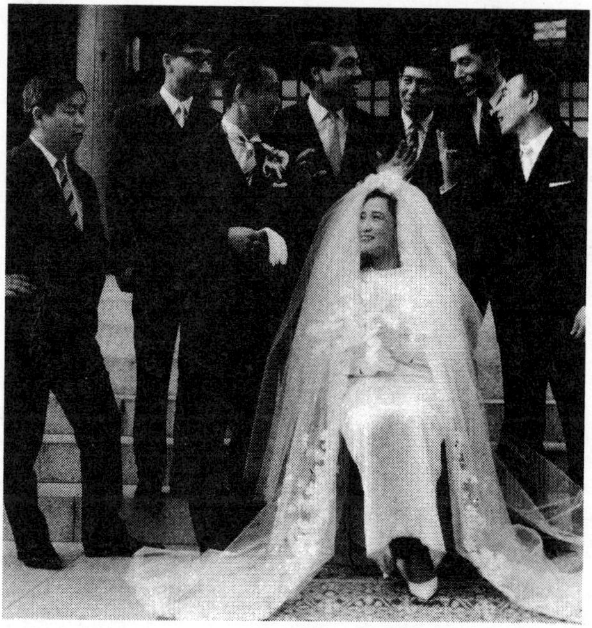

然後便走出大廳。
「等等……」
竹腰美代子追了過來：
「等我先和家裡人談過以後再給你答覆……」
我笑著踏上歸途。
這時距離我倆初次相識僅僅只有二週的時間。
六個月後，我們在明治神宮舉行婚禮。
時間是在一九六六年四月二十日。
喜宴設在參集殿——
新居設在渋谷區元代代木町一番地。

相當重視竹腰家家風的岳母

竹腰美代子有個與生俱來的煩惱，那就是她具有血小板較少的體質。一般人受傷出血時，只要傷口不是非常嚴重，通常血液都會自動凝固，但美代子卻是一出血就很難止血。

像她這種情形，根本不適合懷孕、生產，因此，她一直為此耿耿於懷。

但是對我來說，這點並不重要。事實上，早在結婚之前，我就知道她不適合生育。我之所以結婚，是希望能有個廝守終生的伴侶，而她就是那個最適合的人選。

當她把不能生育的事告訴我時，我的回答是：

「一般家庭所要求女人的，是扮演主婦和母親的角色而不是妻子。事實上，一個人能力再強，也不可能同時穿三隻鞋子。現在妳已經有了自己的事業，因此我只要妳扮演『妻子』和『職業婦女』的角色就可以了。」

這句話決定了我們成為夫妻的命運。

為了給今後的長期相處提供一個毫不勉強、快樂平穩的環境，我在幾經思考之後，向她提出二項要求：

第一——洗衣、打掃等家務一概請佣人幫忙。

第二——我一向主張職業婦女不必負責炊煮，因此飯菜也請佣人做。

我一直沾沾自喜，認為這是根據我和美代子的工作所能擬出的最佳生活型態，卻沒有想到這原本就是「竹腰家的家風」。仔細想想，神的力量實在是太不可思議了。

或許正因為如此，她才會成為一位時髦、成熟卻又不失童心的純真女子吧？

有段插曲非常適合用來描繪她那純真的一面。時間要追溯到她接受促成我倆相識的『現代週刊』訪問時……當時她甚至不知道我的存在。由於她在說明心目中的理想男性時，連我的名字也說不出來，因此我認為她並不知道我的存在。

然而她卻堂而皇之地反問記者：

「他叫安田伸嗎？」

後來據她說，有一天當她坐在客廳裡看電視時：

「那個扮演受傷軍人角色的看起來非常溫柔，應該是個好人。嗯，我覺得他是一個理想的結婚對象……」

母親突然說道。

根據竹腰的說法，當記者問她心目中的理想男性是誰時，她實在不知該如何回答，後來突然想起母親所說的話，於是便脫口而出。

這天，相當重視竹腰家家風的岳母前來參觀我們的新居。

「我有件事要拜託你們。」

她正襟危坐地說：

「安田、美代子，我知道你們倆都很忙，而我呢？丈夫已經死去，現在是自由之身，整天也沒什麼事做，不如就由我來當安田家的主婦吧！」

「媽，謝謝妳！」

竹腰美代子對母親的請求感到非常高興。

她知道婚前我所提出的二項要求，對我們倆個都好，但是把所有的家事都丟給佣人去做，她多少還是有點過意不去。至於我，對於岳母的請求更是舉雙手贊成。

從這天起，我、美代子、岳母和佣人等四人開始共同生活在一起。

在岳父竹腰貞三的忌日這天，已經很久不曾休假的我好不容易有一天假期，決定在家好好休息一下。

這天傭人不在、美代子要到下午才上班，岳母則打算到逗子寺院去。

「美代子，安田喜歡吃酸的東西，妳去拿一盤紅色的東西端給他。」

「知道了，媽。」

「妳的是藍色的。」

「好。」

我頓時覺得有如丈二金剛一般。

「什麼紅色、藍色的？那是什麼東西啊？」

竹腰美代子苦笑著把我拉進廚房。

「喏，就是這個。」

用手指著一個米糠漬小菜罐。

我探頭一看，發現每條醃漬小菜都分別用紅、藍不同顏色的棉線綁著。

「我媽說職業婦女不能聞米糠漬小菜的味道，因此她每次出遠門時，總會先用線把菜綁好。」

我不禁大吃一驚。為了不讓工作的女兒插手生活瑣事，居然想出用線拉出醃漬菜的方法，岳母的細心和智慧，真是令人嘆為觀止。

不僅如此，岳母還配合吃的人的喜好，在不同的時間醃漬小菜，並以不同顏色的棉線加以區分；對於岳母的非常舉動，我只能說：「佩服之至！」

「夏天醃漬菜很容易壞掉，媽媽處理起來特別麻煩。就拿我父親還在世時來說吧！爸爸吃的是早上四點醃的、哥哥吃的是六點醃的……」

我只能說，竹腰家的家風實在太不尋常了。

第四章

二人三腳的鬥病生活

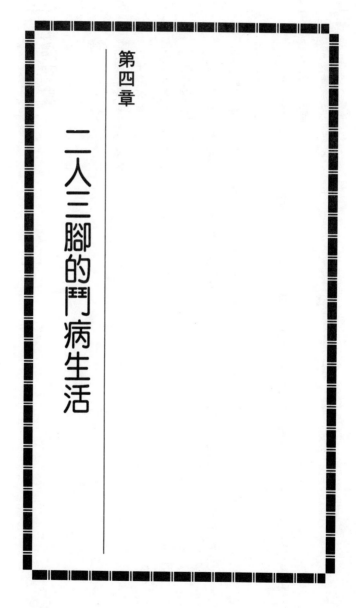

主婦宣言

「安田，我有話要跟你說。」

竹腰美代子的語氣異於平常。

「什麼事啊？」

「我想取消以前的約定。」

「什麼約定？」

「就是只要扮演妻子和職業婦女的約定嘛！現在我可不可以扮演『主婦』的角色呢？」

她的語氣相當平和，但是臉上的表情卻非常認真。

「……？」

「當然，食物還是可以由傭人來做，但是我認為現在對你而言最重要的是，在追求均衡的營養之餘，也能享受到食物的美味。」

看到她拚命說服我的樣子，我突然覺得好像岳母又出現在我眼前。

「可是，美代子，妳的工作不是很忙嗎？哪裡還有時間來管我的飲食呢？」

「安田……現在情形不同了。」

「我覺得沒什麼啊……」

「安田，你是個講理的人。我們可以請營養師幫忙調配食物嘛！」

「我從來沒有想到這一點。」

「只是，營養師只考慮到營養均衡的問題……一旦他們知道你罹患慢性肝炎，恐怕餐桌上的食物會一變而為病人食了。營養師開給病人的菜單多半一成不變，而且非常難吃。」

「……」

「現在你最需要的，是充滿情愛，而且美味的食物。」

以上是一九八五年，醫師宣告我「肝臟出現異常」的當天晚上的談話。坦白說，傭人煮的菜並不難吃，因此我一直認為只要在以往的菜中加入「高蛋白」的食品就可以了。

「安田，我所謂的『主婦』，也只不過是加上作飯菜這件事而已……」

她不斷地說服我，而我似乎找不到拒絕的理由。

畢竟她是為了我的身體才決定這麼做的。

「好，一切都聽妳的。」

我終於點頭了。

「謝謝你，安田。」

竹腰美代子臉上帶著微笑。

但我還是不免有點擔心。因為打從結婚以來，竹腰美代子從來不曾做過一餐飯。為了應付各種突然狀況，例如傭人下班後突然有客人來訪，我們經常準備許多菜餚放在冰箱裡，這樣，美代子只要打開冰箱，就可以擺出一桌豐盛的酒菜來款待客人了。

或許很多家庭主婦都不敢相信，結婚二十多年來，美代子甚至不曾在廚房切過菜或剝洋蔥煮味噌湯……這種場面從來不曾發生過。

當然，我也壓根兒不曾想過要竹腰美代子這麼做，而她也一直信守結婚時我所提出的要求。

在這種生活模式持續了二十多年後，當她突然表示：

「我要進廚房作菜。」

我不禁以為我們家發生了家庭革命。

不過，這也可能只是我個人的偏見。

美代子畢業於女子學校，後來又進入女高師（今御茶水女子大學）就讀。畢業後曾任學校老師，並透過ＮＨＫ掀起一陣美容體操旋風，因而成為皇后陛下的體操老師。

可以說，她的大半生都是扮演「職業婦女」的角色，也就是現在所謂的女強人。

每天忙得不可開交的她，當然沒有時間在廚房裡洗洗炒炒。不過，她在工作上的傑出表現，卻反而使我對她更加著迷。

問題是，她真的會作菜嗎？

實不相瞞，我真的有點擔心。

當然，我對她所表現的「愛」和「真心」，還是由衷地感到高興……慶幸……。

和美代子結婚之初，最令我感到意外的是家中數量驚人的餐具。在大約十個榻榻米大的餐廳兩側，擺了幾個餐具架，裡面塞滿了各種餐具。其中光是盤子就有十幾種；至於吃西餐用的餐具，則超過一百件。

請各位發揮一下想像力。我們家的餐具除了量多之外，種類也相當驚人。其中包括日式、西式及法國製、英國製、美國製等各種餐具，裝開胃菜、生菜沙拉、主菜用的盤子、喝湯、吃甜點的刀叉碗碟及咖啡組、茶杯等，簡直教人眼花撩亂。

身為男人，我認為吃麵、吃飯的碗只要有二～三個、生魚片盤則只要一種就足夠了。當然，這也可能與我們的生長環境不同有關。

竹腰家的人全都「灑脫成性」。

而美代子的母親更是橫濱某古老家族的小姐。

反觀我這邊，在家父因心臟病去世之前，一直長年臥病在床。母親則毫無怨言地擔負起一家的生計，拚命工作以供五個孩子上大學。

看著櫥櫃裡的眾多器皿：

「哇、好可愛的馬克杯啊！美代子，我們來喝杯咖啡吧！」

兩人愉快地享受香醇的卡布奇諾。

看著竹腰美代子那一副非常享受的喝咖啡模樣，一種幸福的感覺油然而生。於是，我不自覺地露出了微笑。

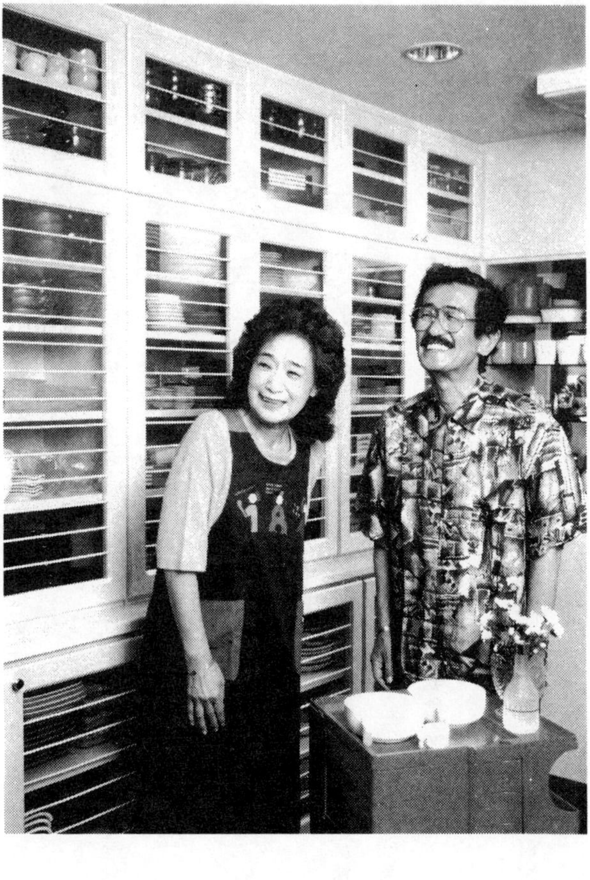

「作菜本身是一件賞心悅目的事。」

因此，儘管家裡已經沒有容納新餐具的空間了，但是每當出外或出國旅行時，只要看到喜歡的餐具，她還是會買回家收藏。

我無意宣揚美代子的餐具收藏癖，不過在被宣告「肝臟異常」之後長達九年的時間裡，這批餐具「大軍」，發揮了令人難以想像的威力。

痛苦的「飲食療法」得以持續的理由

吃自己喜歡的東西、想吃的時候就吃，對健康的人來說這是一件理所當然的事情。

糖分、鹽分不能攝取太多，脂肪成分在過了四十歲以後就必須控制攝取量。必須限制攝取的食物種類增加了，令人不禁懷念起過去那段可以自由攝取食物的日子。

「飲食療法」……。

就好像每個人的長相不同一樣，疾病的種類各有不同，此外各人的體質也會造成差異，結果適用的療法當然也不同。以糖尿病患者為例，即使酷愛甜食，也必須忍痛揮別，強迫自己攝取熱量較高的「動物性脂肪」。

腎臟不好的人，因為不能攝取鹽分，所以往往特別渴望能嚐一口沾滿醬料的新鮮生魚片的味道，或是用鹽醃過的毛豆。如果這樣也不行，那麼退而求其次，喝一碗濃濃的味噌湯也可以。

相信很多人都曾出現過這種近乎渴望的慾求。

我的飲食療法重點在於營養必須均衡、三餐的時間要固定。

光是這樣而已？各位或許會覺得非常簡單。

但是對我來說卻不然。要做到在固定的時間用餐及三餐都要吃，意味著恆心和周圍人的犧牲。

醫生給了我二項作業：

第一，要常吃富含粗纖維的蔬菜。

第二，飯後一定要吃水果。

看似簡單，做起來可完全不是那麼回事。首先，我很討厭吃水果。我一向喜歡喝酒，在喝過啤酒、威士忌等酒類之後，並不適合吃水果，因此我幾乎完全不吃水果。

我是那種唯理是從的性格，任何事只要說得出道理，我就會乖乖地服從。而醫生所交付的作業，看似消化器官不好的人的飲食療法，但我只是肝臟不好而已，腸胃並沒有什麼毛病啊！

竹腰美代子溫柔地對我說明：

「肝臟具有五百種作用，例如調整荷爾蒙的平衡狀態、去除香菸中尼古丁成分的毒性、使酒精成分氧化等——當然，最主要的作用還是在於解毒。

粗纖維可以使腸經常保持乾淨，簡單地說就是避免便秘。便秘時血液會再度被腸壁吸收，並且送往肝臟。因為必須進行解毒作用，所以會增加肝臟的負擔。

如果在兩餐之間吃水果，果糖被吸收後會導致發胖，但如果在飯後吃，則能夠幫助消化。」

現在想想，竹腰美代子在為我作以上的說明時，可能就已經決定要取消婚前的約定了。

如果當時她沒有這麼說，我可能不到一個月就放棄實行飲食療法了。

我家獨創的菜單

竹腰美代子的偉大之處，在於她絕對不會半途而廢。

只要有錢，要吃多昂貴的料理都可以。但是對一般家庭而言，菜的配料是否新鮮的重要性，遠勝於它的價格是否昂貴。

但是，請想想以下的菜單：

開胃菜　鵝肝醬、蝸牛

湯　冷製玉米湯

沙拉　以魚貝類為主的新鮮沙拉

主菜　厚而大的松阪牛排

甜點　以木梅萃取劑為主，瀰漫著新鮮、甘甜香氣的奶油凍

至於飲料，則有卡布奇諾、奶茶等可供選擇。而所用的糖，也有純糖與寡糖之別。

通常，如果昨天吃的是西餐，今天就會換成日式料理，內容包括美味的松茸、應時海鰻

鱺、用金澤出產的鰤魚所做成的生魚片及放有豆腐的火鍋。

飯是用京都的棒茶煮成的。的確是令人垂涎欲滴的菜單。

但是，這是偶爾外出用餐時才品嚐得到的美味，如果在自家餐桌上每天都出現這些東西，久了反而會懷念起茶泡飯、烤肉串等小吃。

一般而言，當妻子每天端上山珍海味時：

「每天都吃這些東西，早就吃膩了，有時候我也會想吃一些自己喜歡的東西啊！」

久了做丈夫的往往會提出抗議。

竹腰美代子最讓我佩服的地方，就是她雖然不曾親自洗手做羹湯，卻很能體會人在飲食上喜歡追求變化的心理，從而發明了許多獨特的料理法。

我家的菜單不僅具有獨創性，而且充滿情愛、內容豐富，是任何人都模仿不來的。

其最大的特色，就是內容豐富，平均每天都會使用三十二種材料。像先前所述那種近乎奢侈的菜單，平均一週出現一次，其餘六天則是強化肝臟的食品為主，另外搭配其它各種素材。

在此要特別聲明的是，三十二種材料並不等於三十二道菜，因為一道菜裡面通常都會使用好幾種材料。例如蘿蔔、小魚乾、醬油等三種材料，合在一起便成了「小魚乾炒蘿蔔」這道菜。

除了材料以能夠「強化肝臟」的東西為主，每天都必須使用三十二種材料之外，還有許多限制。例如動物性脂肪、高熱量食品等，全都在禁止之列。

我家的主要菜單如下：

・小魚乾　・燙菠菜　・番茄

・煎蛋捲（只能用一個雞蛋）　・小干白魚　・沙丁魚（鹽燒等）　・鹹沙丁魚串

・蓮藕　・牛蒡　・胡蘿蔔　・五香紫菜

・竹筍　・蒟蒻　・羊栖菜

主菜以魚、肉交替，肉類如牛排、生薑燒肉或煎火腿等，魚類則以鰤魚、鮭魚、比目魚這三種居多。

雖然材料多達三十二項，但在持續九年以後，老實說我也已經厭倦了。在這個時候，美代子所收藏的各種餐具便派上用場了。

以馬鈴薯燒肉為例，它原本只是一道很普通的家常菜，但如果仿照牛排的形狀將其排放在圖案美觀的餐盤中，周圍撒上芹菜屑、中間鋪上青紫蘇，相信吃起來一定更加美味。

擬定菜單是相當花費心思的。今天要吃什麼菜，明天又如何呢？——想到美代子所花費的心血，就是再難吃、再不喜歡吃的東西，我也會乖乖地吃下去。

健康指導老師「竹腰美代子」所出的作業菜單

「我是健康指導老師，安田伸是我的學生。」

竹腰美代子經常玩笑似地這麼說。

「我給安田伸出了很多作業，要他擬出各種快樂健康菜單。」

適度的運動對我而言有其必要，但是現在我卻連韻律體操也無法做，內心當然會感到氣悶。只是，每當看到她那燦爛的笑容時，我就馬上變得溫馴起來。

運動……

和每天的飲食菜單一樣，一旦變成義務，就會成為負擔，結果成為重勞動工作。

「慢跑的優點就是可以走出戶外，接受涼風的吹襲，抬頭可以仰望藍天、白雲，青翠、茂密的綠樹盡收眼底、小鳥清脆的鳴叫聲傳入耳中……大自然裡存在著許多對身體有利的要素，因此，可以做做日光浴或森林浴……不過，最重要的還是在於藉著接觸大自然來消除壓力。」

美代子希望讓我知道，找出適合自己的健康法才是重點所在。

「慢跑是適合健康人的運動，但是你現在有病在身，因此必須以散步來代替慢跑。我建議你早上起來後，就到戶外散散步。怎麼樣？安田。這很簡單吧！」

這就是美代子所謂的「美代子式體操法」。首先，早上起床時，不可以看時鐘：「現在幾點了？」也不可以洗臉、看報或看電視。在腦神經開始活動之前實行，是這個體操法的重點所在。藉著「美代子式體操法」，可以使血液慢慢地循環全身，甚至到達微血管。

現在的我，完全不做任何運動，可是每天早上一定要散步。

只有天候不佳時例外，這是為了避免我因心生厭煩而無法達到散步的目的。

散步時間為二十分鐘。

這就是竹腰美代子所擬出的運動菜單。

九年來，我一直持續著散步的習慣。

「遠足之前一定要先散散步，瞭解散步的真正意義，才是聰明的孩子。」

健康體操指導者竹腰美代子經常這麼告訴我。

在她的支持下度過培特治療所帶來的痛苦

治療過程已經大致決定。

預定住院……二個月。

實施培特療法……八次。

實施日期……每個禮拜的星期三——。

進行培特療法時，做的是局部痲醉而非全身痲醉。方法是將長約二十公分的注射針直接刺入肝臟，會引起非比尋常的症狀。

但是，和動手術切開肝臟相比，這並不是什麼難以忍耐的事——因此只好忍耐嘍！

醫生一邊看著超音波螢幕，一邊將注射針插入肝臟，將酒精注入腫瘤。在那一瞬間……

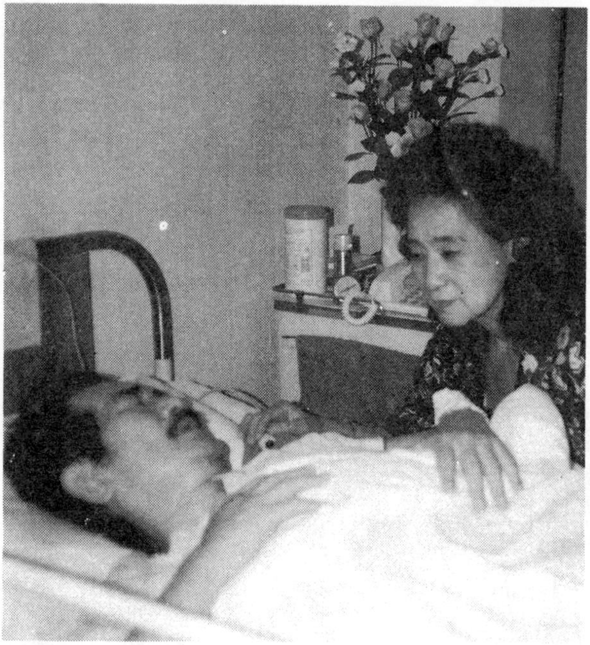

我感覺到酒精正在體內四處流竄。因為酒精濃度極高，感覺就好像一口氣喝了好幾瓶烈酒一樣。

好難受啊！

在注射過三個部位後，第一次治療宣告終了——。

但是事後——真的好難受啊！整整有三個小時的時間，我躺在床上無法動彈。

患部痛得我想放聲大叫，但是卻叫不出來。那種情形該怎麼說呢？除了很痛，很痛以外，實在找不到更恰當的字眼來形容它。況且，沒有親身經歷過的，是永遠無法瞭解的。

我曾經骨折、下痢、肚子痛得滿地打滾過，但是跟培特療法所帶來的痛苦相比，這些痛根本不算什麼。

培特療法所造成的痛苦，通常會持續到翌日、星期四下午。到了星期五、星期六、星期日、星期一，我又恢復了元氣，有如正常人一般。在醫師的許可下，這段時間我可以離開去參加錄影或登台表演⋯⋯

只是工作結束後仍然得回醫院去。

到了星期二則必須保持安靜，為星期三的培特療法預作準備。

有一次，竹腰美代子用罕見的認真語氣問我：

「你很討厭培特療法，是不是？」

我不禁瞠目結舌。態度一向積極的竹腰美代子，從來不曾像這樣說話。

「看到你痛苦的樣子，我覺得殺了你對你反而是一種解脫。」

——是嗎？當我感到痛苦時，在一旁守候我的竹腰美代子也很痛苦。

「對於努力的人，不必再對他說『努力吧！』對於痛苦的人，不必問他『痛苦嗎？』對於疼痛的人，不必問他『痛不痛？』……因為這些話都是多餘的。」

竹腰美代子看著遠處。

「你並沒有喊痛，喊苦……但是當我看到你雙手緊握、全身發抖、咬牙切齒、雙眉緊蹙、臉孔扭曲的模樣，立刻就知道你有多難受。有一次，當你說：『……右肩落下、右肩好痛』時，我立刻用雙手輕輕抱住你的右肩，結果發現你似乎輕鬆了不少……。

過了六個小時，也就是半夜十二點左右，醫院送來一些食物給你，但我不知道你是不是還覺得很難受、是不是只想靜靜地躺著……只好待在一旁等你自己開口。

結果，你不到半分鐘的時間就把全部東西一掃而光，然後臉上終於露出安詳的表情……」

接著又說：

「如果可以的話，我真希望能代替你……」

美代子的話令我有如剛充過電一般，頓時覺得精神一振。

「不，妳錯了。進行培特療法是為了治療我的病，我怎麼會討厭它呢？」

我的話剛剛說完，美代子立刻高興得大叫：

「你好偉大……我好崇拜你啊！」

到了施行培特療法的星期三這天——當護士推著活動床來接我時：

「我走了，妳等我回來。」

我神采奕奕地這麼對美代子說。

坦白說，在比原先預定的次數增加一次的九次培特療法終於結束後——我幾乎完全忘記了曾經發生過這件事情……。

因此，有關治療期間所發生的事，只好委請一直在旁守著我的美代子代為敘述。

神會永遠守護人們——竹腰美代子

後六月起，安田每週做一次培特療法。六月二十二日這天，當他第四次接受培特療法時——我接到了石橋艾塔洛的訃聞，他死於胃癌。

這是繼花肇之後發生的事，對我們來說自是一大震撼。

二十四日晚上，大家在他靈前守靈——翌日，在庵醫師的允許下，我陪安田出席了葬禮……這天天氣非常炎熱，安田看起來好像很累似地。到了下一次接受培特療法時，他覺得非常痛苦。

七月十七日，赴岐阜參加健康產業公司的『拉皮斯』VTR攝影。行前，庵醫師不斷地鼓勵他：「男人嘛，當然應該以工作為重。」在那個時候……我突然覺得男人之間能夠互相瞭解，真的是太好了。

二十日這天接受培特療法時，安田所感受到的痛苦似乎異於往常。看他痛苦的樣子，我不禁有點恨起『拉皮斯』來了。不過，二十七日再度接受培特療法時，他卻覺得從來沒有這麼輕鬆過……。

預定的八次培特療法完成後，醫生認為應該再追加一次才算完整。

這年夏天非常熱，不過在醫院裡倒還算舒適。

可能因為上次的培特療法很輕鬆吧！七月三十一日他很有元氣地前往名古屋出席「拉皮斯」創立紀念大會，翌日還打了半場高爾夫球……。

八月一日晚上，他很快樂，神采奕奕地回到了醫院。

到了八月三日，按原訂計劃將進行最後一次的培特療法——據椎名醫師表示：「在接近肺部附近有一個最大的癌細胞，必須將其去除才能完全治癒。」

這天的培特療法相當痛苦，結果卻是一「大成功」——庵醫師、中田醫師和負責治療的椎名醫師，都高興得大喊：「萬歲！」

正在靜養的安田，也忍不住豎起拇指輕聲喊道：「萬歲！」

安心、高興之餘，大家紛紛拍手向安田表示：「這全都是因為你的努力」……凌晨二點左右，我在培特療法所帶給安田的痛苦稍微減輕後回到家中，正打算放鬆一下時，

——電話鈴聲突然響起！

——是醫院打來的！

「安田先生的情形不太好，請妳趕快過來。」

……到底發生了什麼事？我無法想像。安田怎麼了？

不及細想，我立刻跳上計程車趕到「廣尾的日赤醫療中心」。當計程車疾馳至醫院門口時，……我飛快地奔往病房。

——當時的情形是怎麼樣呢？首先映入眼簾的，是一個如毒氣罩般的大氧氣罩……以及打點滴、輸血等設備。護士看著我：

「他吐了很多葡萄色的血。」

「吐血……怎麼回事……在哪兒吐的？」

「在廁所。」

——安田，對不起，我不應該留你一個人在這兒的。害你得自己走到廁所去。

據護士表示，當她遵照醫師的指示，每隔十五分鐘進來為安田量血壓、脈搏及體溫時，赫然發覺他臉色蒼白、全身冰冷，而且還冒著油汗。

不行，這樣下去是不行的，我立刻把情形告訴醫生，請他趕緊想個辦法。

「馬上加倍點滴注射，使血壓上升！」

突然間，安田睜開眼睛，用如少年般清澄的目光看著我：

——「我不覺得痛苦。」

——「不可以！安田、你要回來啊！」

我猛然察覺他已經瀕臨死亡邊緣。

——人在死亡之前，大腦會產生「快樂物質」，因此只會感覺到快樂而沒有痛苦。

——神會永遠守護人們。

我拚命叫著他的名字：「安田，安田……」，同時朝著心臟方向不斷擦他的手腳。

當天色微微泛白時，安田的情形總算稍微穩定了些。值班的醫師也覺得鬆了一口氣。

「血壓已經逐漸恢復穩定了。」

「謝謝你。」

我知道有關安田在情況最糟時的血壓和脈搏數值，醫生是絕對不會告訴我的。但是，我還是忍不住小聲地詢問醫生：

「他的血壓怎麽樣？」

這時，站在醫生背後的護士，悄悄地豎起五根指頭……另一隻手則豎起二根指頭……是七十嗎？不可能的。那麽是二十還是二十五呢？我到現在都還弄不清楚。

翌日，安田換了一間病房，那是一個有如集中治療室的房間……因為胃腸大出血的緣故。至於導致胃腸受損的原因，則可能是由於忍受痛苦的壓力所致。

又過了一天，一大早病房裡就有許多醫生進進出出，看起來非常忙碌。醫生在安田的鼻子裡插入管子以吸取剩餘的血液——另外還有點滴注射及輸血。

現代醫療真是太偉大了。

與同此時，我也暗自反省——護士曾經告訴過我不可以在醫院裡面奔跑，以免引起衆人的不安，但是我卻一直在醫院裡面奔跑、拚命地奔跑……。

又過了一天，値班的醫師用興奮的語氣告訴我：

「好消息，他已經脫離危險了。」

——想到安田吐血時沒有半個人陪在他身邊，我就覺得非常內疚，幸好這一切都已經過去了。

安田的生命力果然驚人。到了第三天時，他已經可以自己推著點滴架走到大廳，坐在沙發上悠閒地看著周遭的情景。

但是到了第四天——

前一刻他還很有元氣地躺在床上，下一瞬間卻——「啊」地發出一聲呻吟，隨即因為劇痛而面露痛苦之色。

這般劇痛與培特療法所造成的痛苦完全不同，是他從未有過的經驗。

我立刻飛奔至正前方的護理站。

「他已經痛得受不了了。」

護士回頭看看牆上的時鐘。

「十五分鐘後我再幫他打止痛針。」

——不行！到時已經來不及了！

我跑回病房，按下緊急呼叫鈴——一定得由醫生診治才行。

「對不起，麻煩你把身體往上挪一點好嗎？……把手伸出來。」

護士輕輕用手一摸，安田立刻露出痛苦的表情。

「不行啊！」

護士匆匆走出病房。護士的前腳剛走，我立刻又再次按下叫人鈴——。

另外一名護士跑來了……她的答案還是「不行」。

我又按了一次叫人鈴。護士一樣來了又跑了出去。

……。

同樣的情形重複了好幾次以後，由庵醫師帶頭的醫師團終於走了進來——可能是某個護士把這緊急狀況通知他們了吧？醫生馬上就查出是因為肺血管斷裂的緣故。

一部大型機器被推進病房，另外一些人則忙著進行抽血……。

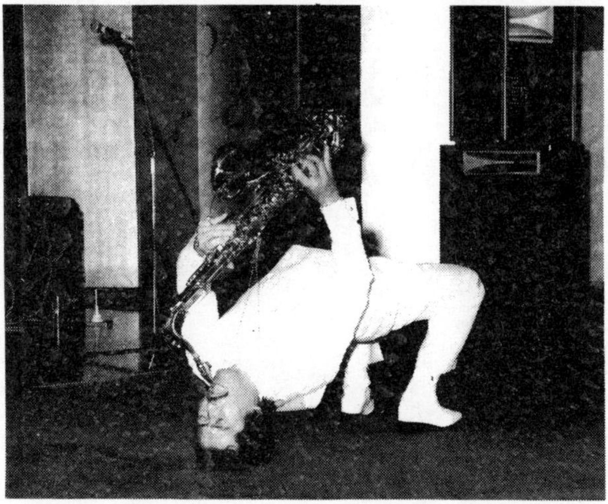

庵醫生大聲說：

「安田，我已經找到原因，也正在進行治療，只是無法一口氣把血全部抽掉。大約四、五天左右，你就會覺得輕鬆多了。」

長年吹奏喇叭，過度使用肺部，是導致安田肺部受損的主因。

最後一次進行的培特治療，是在接近肺的部位。

後來我才聽說，在進行培特療法時，醫生曾經告訴安田：「吹樂器的這一邊的肺，大大地活動著」，因此要他儘可能縮小呼吸……。

——安田太過於認真、太過於努力了。

結果卻使得他……第二次瀕臨死亡。

幸好正如庵醫師所說的，經過四、五天以

後，安田果然感覺輕鬆多了。

但是我卻老覺得怪怪的。仔細想想，這也難怪。在超過二個月的培特治療期間，安田曾二度瀕臨死亡邊緣，除了我不分晝夜地守在他的身邊之外，醫院方面還使用各種醫療力量及葯物，這才將他從死神手中搶了回來……。我的思緒早已因為緊張而變得一片茫然。對於自己是否能夠記住庵醫師所交代的事項，我沒有把握。

「壓力會加速癌的進行。目前對安田而言最重要的是：

『不焦不躁、不過度努力』。」

這是安田必須奉行的金科玉律。

「庵醫師，安田是不是變笨了，他的回答好奇怪噢……。」

「放心，放心，安田一向都很聰明的。」

（真是個好醫生……庵醫師，我由衷地感謝你。）

——以上為經過報告。

八月二十九日——我拖著瘦了十二公斤的身體，輕輕鬆鬆地……出院了。

第五章

出院——人類的「自然治癒」療法

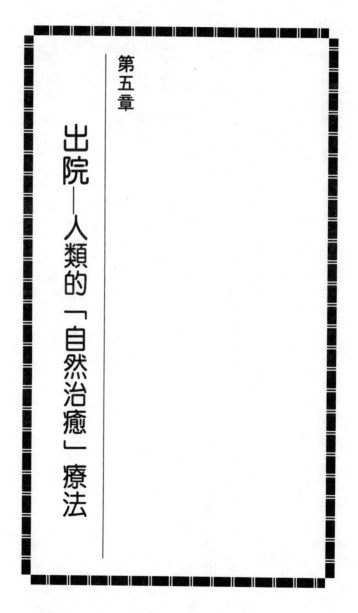

在聽衆掌聲包圍下的另一場演奏會

住院期間，我決定再度舉辦演奏會。

我之所以會做成此一決定，主要是受到一名年輕人的感召——

•地點　橫濱里程碑大廳

•時間　九月十二日晚上六點三十分

•主題　「獻給創造的生命～RESURRECTION（復活）」

在一週一次的培特療法進行到第五次，也就是七月初時，一位年輕音樂家磯田秀樹前來看我。磯田表示，他對於我的生活方式，對音樂的執著、對抗疾病的決心及接受治療的態度等等……一直都非常欣賞。人都難免有點虛榮，因此他的到來令我十分愉快。

後來，他突然提議：

「安田先生，我們一起開場演奏會吧！我很希望能和你一起吹奏薩克斯風。」

我宛如墜入五里霧中般地看著他。他那爽朗的笑容背後，似乎蘊藏著無窮的力量。

儘管當前我接受治療的主要目的，是把癌症治好，但我並非為了生存下去而治療疾病。我認為，如果不是完全戰勝病魔，繼續像以前一樣四處演奏，正常工作、打高爾夫球，就不能算是「活著」。

年僅二十四歲的磯田，就讀於美國印地安那州立大學的音樂學系，是一位相當優秀的音樂人才，不但會吹薩克斯風、彈鋼琴，還是個電腦高手，前途可說一片光明。

為了舉辦演奏會，磯田特地為我作了許多曲子。

在演奏曲目方面，我們決定以曲風比較厚重的宗教音樂作為序曲，另外還包括輕鬆、愉快的爵士樂及各種適合在演奏會上表演的曲子。參與這次演奏的，還有許多美國年輕一輩的音樂好手。能和這些人同台表演，令我感到十分高興。

擁有目標實在太棒了。不可否認地，培特療法十分痛苦，但是為了演奏會，我卻很高興地接受治療，而且原有的痛苦全都化為喜悅。只要看我臉上的表情，就知道一切都改變了。

竹腰美代子對於這件事只說了一句話：

「我就當你是個外太空人好了，反正你是個音樂人嘛！」

我暗自計算著——還有二、三次培特治療……最遲在八月初就會結束。如果八月上旬出院的話，距離九月十二日的演奏會還有一個月……嗯、應該還來得及。

結果，培特療法進行得相當順利，九次治療到八月三日正式告一段落。

大功告成——萬歲……。

不料就在當天夜裡，竟發生了一件意外……出現吐血的症狀。

三天後又出現了一次致命的重大意外……肺部血管斷裂。

在接下來的三週裡，我一直處於危急狀態。

演奏會的日子一天天逼近了。

後來聽說，在我病危期間，美代子也為這場演奏會盡了不少心力。

醫生禁止我吹奏樂器。

「如果繼續吹奏，恐怕肺血管會再度斷裂。」

於是磯田另謀他法，把我的音樂輸入電腦中。

竹腰美代子認為這是一場很有意義的音樂會，因此特地在演奏會之前，舉辦了一場名為「生命的尊嚴」的座談會。當時正處於昏睡狀態的我，對於這件事自然一無所知。

八月下旬，我終於獲准出院。此時距離演奏會只剩下二週。

出院時我的身體輕飄飄的，彷彿隨時都有倒下去的可能。

出院回家後，我滿腦子只想著演奏會的事。住院期間醫生曾告訴過我不能再吹奏樂器，但我卻不知原因為何，也不知道自己的肺血管曾經斷裂過。於是，竹腰美代子只好把主治大夫庵醫師的話轉述一遍：

「如果你堅持要上台演奏，恐怕今後都不能再吹奏樂器了。」

我這才恍然大悟。

於是，我在沒有攜帶樂器的情況下出席了演奏會。

目送沒有攜帶樂器的我出門，竹腰美代子不禁含淚說：

「你真偉大！」

這是我頭一次看她流淚。

瘦了十二公斤的我，穿著顯得過於寬鬆的西裝走了。我抬頭挺胸，踩著堅定的步代來到舞台中央。這時，原本寂靜的會場突然響起如雷的掌聲。

「生命的尊嚴」座談會、磯田所作的動人曲子及美國年輕一輩音樂好手的演奏，感動了全場爆滿的聽衆，使他們忘我地拚命鼓掌。

演奏會結束時，我和竹腰美代子並肩站在台上。

耳邊再度響起聽衆熱烈的掌聲……。活著真是太好了。

「拉皮斯」的神奇恢復力

演奏會結束後，經銷『拉皮斯』的小向廣壽社長、「自然治癒力探討會」會長河尾文子及笠原靖雄副社長等人，連袂來到舍下看我。

因為擔心前往名古屋參加『拉皮斯』創立紀念大會及翌日的打高爾夫球活動，是導致我二度瀕臨死亡邊緣的原因，因此他們顯得非常憂慮。

我還記得，在我完成『屋頂上的提琴手』公演後住進醫院不久：

「安田，知道你住院以後，『拉皮斯』的小向社長一直說要去看你呢！怎麼樣，你的身體還好吧！」

最早把『拉皮斯』介紹給我的一位好友跟我連絡。

「我也正想見他呢！」

「好，那你們就在醫院附近的全日空飯店碰面吧！」

——不久後，我在全日空飯店的大廳見到了小向社長。

「請問安田先生，你服用『拉皮斯』以後感覺如何？」

「我也說不清楚，原本我是一邊從事舞台表演，一邊利用干擾素治療C型肝炎，後來因為副作用太強而中途停止使用，但是根據檢查結果顯示，C型肝炎已經痊癒了，那是開始服用『拉皮斯』以後四個月的事。」

「『拉皮斯』其實是一種健康食品，可使腸的作用保持順暢。腸的作用一旦順暢，身體自然就會健康。

我從事經銷『拉皮斯』的業務已經五年了，這件事在我看來乃是命運的安排。如果沒有緣分，就算有好東西，你也不知道要加以利用。

我和你就是因為有緣才會相遇，希望你能繼續服用『拉皮斯』。」

「我知道了。」

「八月份我們將舉辦一項創立紀念的宣傳活動，屆時希望安田先生也能共襄盛舉。」

「嗯、現在我正在進行『培特』治療，如果治療過程順利，時間上又可以配合，我一定鼎力相助。」

「那就先謝謝你嘍！」

另外他還提及有意製作一節專門介紹『拉皮斯』的錄影帶，但因為我正在住院接受治療，所以只能答應他有空一定儘量幫忙。

錄影時間只需一天——考慮到我還在住院期間，於是在毫不勉強的情況下，展開訪問體驗者及與武田文衛先生對談的錄影工作。武田先生是日本生物、物理學會的會員，在確立理論醫學及研究分子生物學上一向不遺餘力，對於乳酸菌和乳酸菌萃取劑的作用更是瞭若指掌。體驗者的證言已經夠令我驚訝，但是武田先生的話卻令我更加驚訝。根據他的說法，蛋白質攝取過多對身體並不好。

——人類具有臼齒，足以證明其為草食動物，國人一向以穀物為主食，和以肉食為主的歐美人相比，腸子較長。但隨著飲食習慣的改變，近來國人逐漸有動物性質蛋白質攝取過多的傾向。

大量攝取容易消化、吸收的肉類時，以老舊廢物的形態出現的蛋白質殘渣，會長時間積存在腸內，最後成為「毒物」而被吸收，此時肝臟原有的解毒作用便無法充分發揮。換言之，蛋白質攝取過多時，不只是大腸，連肝臟也會受損。

大腸不單具有「排泄」的重要作用，同時還能吸收來自腸壁的養分，創造出免疫力，抵抗力及解毒作用。此外，他還表示『拉皮斯』就好像釋迦所說的「醍醐」（美味的食物）。而他對霍亂菌的敍述，也深深地打動了我。

——屬於霍亂菌的帶菌者時，未必會發症。但如果投與藥物以殺死霍亂菌，菌中的毒素會破壞細胞膜而擴散全身，終至引起霍亂症狀。

反之，『拉皮斯』可以使腸內的益菌增加，雖不能強力殺死害菌，卻可將其逼出體外。

據武田先生表示——「當好的東西充斥體內時，壞的東西自然沒有棲息的餘地。」

總而言之，只要處於良好的環境，就能充分發揮「自然治癒力」。

在訪談的最後，我幽默地表示：「那我就安心了。」武田先生聞言不禁大笑。

這次錄影非常成功——

而最令我高興的是，雖然是在住院期間，但我仍然可以發揮作用。

七月三十一日，我參加了在名古屋的『拉皮斯』創立紀念大會，將自己認識『拉皮斯』的經過，以及目前雖在治療當中，但健康已漸有起色的事實介紹給現場來賓。結果，我得到了許多人的鼓勵和喝采。

應衆人之請，我再度拿起薩克斯風吹奏一曲……當然又是全場如雷的掌聲。這時，我真正地體會到：「音樂、演奏是我這一生當中最大的喜悅。」

次日，我又出席了「ROD21」在岐阜舉行的高爾夫球比賽。這天天氣十分炎熱……我打起精神打了半場，然後就下場休息了。

過去我一直都在為自己努力，但是直到現在我才知道，光是努力還不夠。儘管我非常小心，但打高爾夫球實在是很消耗體力的活動，因此我懷疑它可能對最後一次的培特治療產生了影響。

有過二次臨死體驗之後，我清楚地感覺到體力還在逐漸恢復當中。對此，『拉皮斯』可謂功不可沒。事實上，小向社長等人來看我時，我的體力尚未恢復，體重也沒有增加，外表看起來非常憔悴、消瘦。

看到這種情形，小向社長以含蓄但堅定的語氣告訴我：「還要繼續服用『拉皮斯』。以往我曾服用過很多健康食品，其中以『拉皮斯』最適合我。因此，在小向社長的建議下，我繼續服用『拉皮斯』。

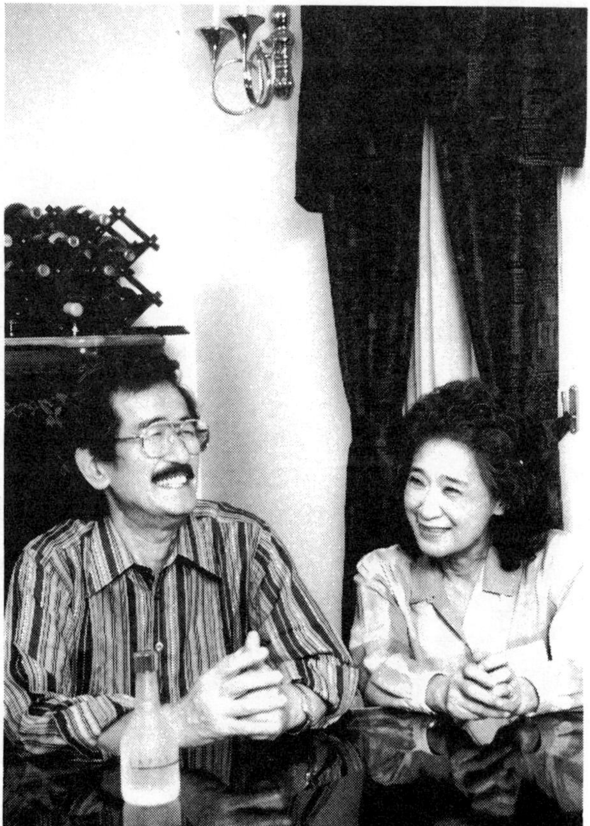

真想趕快回到球場上打高爾夫球。當然，藉著每天散步，多多少少也恢復了走路能力。然而，腸的功能及體力恢復得這麼迅速，還是令我忍不住感到驚訝。

早晨散步時，每踏出一步，我都覺得力量似乎又更加強了。再加上食物吃起來變得美味，無形中也對健康產生了助益。

有人說：「料理是情愛」，竹腰美代子卻認為：「料理是材料」。食物吃起來美味、適度的運動、該排出的東西都順利排出，只要身體循環正常運作，就能使體力迅速恢復、保持健康。

總之，藉著食物療法和散步等恢復健康的菜單，出院後不到二個月我就可以打高爾夫球了。於是我參加了由朝日啤酒主辦的高爾夫球大賽。

東名C•C位於面對富士山的一個很陡的坡道上。在這種場地打高爾夫球，我的自尊心不允許我表現得太難看。

前一組選手為中島常幸和石坂浩二，我和奧田靖己一組，後面一組為小達敏昭和安川。二個月前曾兩度瀕臨死亡的我，當然不敢奢望在比賽中獲勝，但我也不希望把隊友的成績往下拉。結果，我感覺到一股異於尋常的「恢復力」。

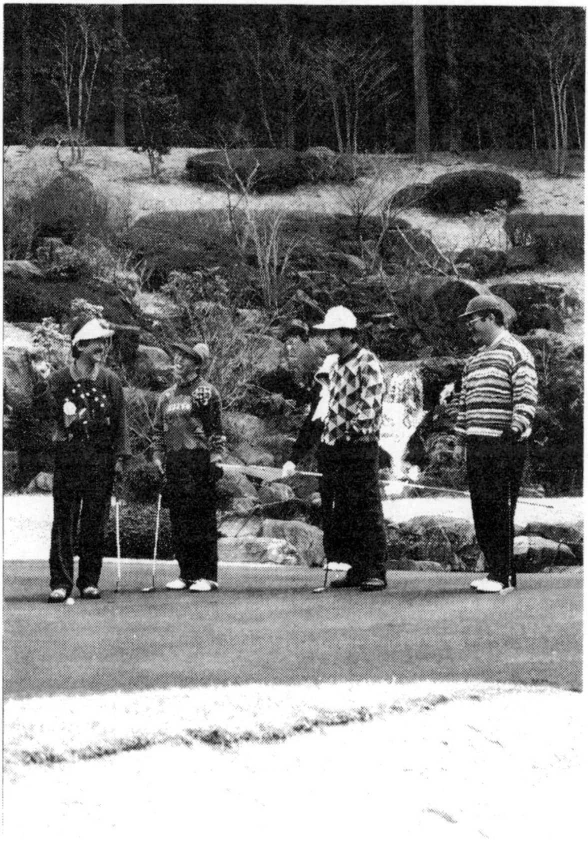

除了體力恢體，每天都真實地感受到健康正在恢復當中以外，還產生了慾望。十一月間，對恢復健康深具自信的我，和竹腰美代子一起飛往紐約觀賞歌劇和音樂會。十二月接受檢查過後，在主治醫生的許可下，我參加了一九九五年四月的例行演奏會，在全場爆滿的觀衆面前，演奏二首曲子。

翌日在報紙上可以看到斗大的標題：

「安田伸回來了！為聽衆演奏美妙的薩克斯風。」

有的甚至還附有照片呢！後來，我又參加了阪神、淡路大地震救災籌款義演及「明美基金」等義演活動，對於自己也能略盡棉薄之力，我感到非常欣慰。

能夠重拾健康，我認為完全是拜衆人之賜。大家對我的照顧和關懷……真不知該如何用言語來表達謝意。當然，與『拉皮斯』相遇也是很令人高興的一件事。

竹腰美代子是「自然治癒」的高手

自然治癒——

藉著本身的信念和能量，即可克服一切——

這句話看似簡單，實際上卻很難用言語精確地表達出它真正的含意。總之，除非擁有豐富的心靈及不拘泥於既有觀念的自由精神，否則絕對無法達成願望。

我認為，竹腰美代子是「自然治癒力」的最佳代言人。她是七個月就出生早產兒，不過她身上我瞭解到，早產對一個人是好、是壞，完全要由他（她）本人來決定。

美代子從小就為小兒氣喘及過敏性體質所苦。此外，因為血小板減少之故，甚至連治療牙齒都是一種冒險，因為隨時都可能發生血流不止的現象。

她把這些症狀稱為「我的小人們」。

「小時候每當『小人們』來時，就會在我的身體裡面惡作劇，因此每次我都會請求它們回去——」

最初我並不瞭解她這番話的意義，後來我才知道，過敏體質和症狀會永遠跟著她，是她終此一生都無法擺脫的宿命。至於「我的小人們」這個暱稱，則表示她希望能與它們和平共處。

大多數小兒氣喘在長大成人以後就會自動痊癒，但是直到現在，美代子仍然在深夜咳得無法成眠。此外，過敏體質也和孩提時代完全一樣。

「一般人會在身體表面出現蕁痲疹，但是我的情形卻不同。」

不僅全身長滿濕疹，甚至臉上也出現如地圖般大的濕疹和腫脹。對此，她笑著表示：

「光是出現在體表倒也還好，有的人甚至連內臟也長了濕疹呢！」

她看起來似乎很癢的樣子。

「萬一濕疹長在內臟，那可是會致命的，必須連夜去看醫生才行。通常，只要打一針症狀就消失。相較之下，濕疹只出現在皮膚上並沒有什麽。」

說著跑去泡了個高達四十六～七度的熱水澡。

因為這種情形經常發生，我早已經司空見慣了……不過第一次看到這種症狀時，我真的嚇了一跳。常常：

「啊，好舒服啊！」

她會因為劇癢而忍不住用手去抓。抓癢固然可以使表皮覺得舒服，但這只是一種錯覺，實際上並未根本治癒癢的症狀。

「白天交感神經發揮作用，晚上則是副交感神經發揮作用。我的過敏朋友們，對於副交感神經情有獨鍾。因此要泡個熱水澡使大腦受到驚嚇。至於抓癢嘛！會令我覺得非常舒服。這種舒服的感覺，除了我之外，沒有人能夠感受得到。」

對於只能站在一旁看著，什麼也不能做的我而言，美代子實在太偉大了。

「嗯哼！嗯哼！嗯哼！」

她經常必須和咳嗽對抗，但即使是在咳嗽如怒濤般襲來的時刻裡，她也只是輕柔地對流竄體內的病原說：

「小人們，快回去吧！」

看到我擔心的模樣，她還會反過來安慰我：

「不要緊的，馬上就天亮了。」

那是因為，每次一到天亮，「咳嗽大軍」就會消失得無影無蹤，而她臉上也重新出現爽朗的笑容。

美代子對於疾病的根本態度是：既然感嘆不能使症狀好轉，不如勇敢地面對，拋開憂鬱，儘可能快樂地過日子。

支持我度過七八八次音樂公演的「竹腰流自然治癒」療法

我也承受過「竹腰流自然治癒」的恩惠。

森繁久彌的音樂劇『屋頂上的提琴手』在十年當中，總共上演了七八八次。而且，一度連續六個月在全國各地巡迴演出。其中的辛苦自然不在話下，至於演出人員則更要小心照顧自己，否則可能會出現無法上台的窘境。

演出人員必須特別注意的事項包括：不能吃生的東西。即使是新鮮的生魚片，也可能引起食物中毒，為免影響演出，只好乾脆禁口。

另外，也不能感冒，即使只是輕微的小感冒也不行。請各位想像以下的情景：當一個演員用鼻音說著悲傷的台詞時，聽眾可能會誤以為這是一齣喜劇。萬一發燒，那就更不可能面對廣大的觀衆唱歌了。

這些注意事項看似簡單，卻必須抱持無比決心才能做到。我認為，一個人若是不具有自作自受還不要緊，就怕給其它演出者造成困擾的想法，就根本不具有作為演員的資格。

「安田，你知道嗎？現在日本的衛生水準可是世界第一呢！大多數的人都知道，四、五天前的海鮮已經不夠新鮮了，絕對不能吃；而且即使是新鮮的生魚片，也可能引起食物中毒。」竹腰美代子一邊喝著啤酒一邊說。

不過，這番話只是針對演員的身分而說的。

「其實啊！安田，真正必須注意的是，絕對不能餓著肚子或感冒，也就是要『維持健康』。」

經她這麼一說，我只好保持緘默。至於理由，相信我不說各位也知道。問題是，誰沒有腹痛的經驗呢？

「在上台之前，總是無法集中精神來背台詞。」

我很能體會當事者懊惱的心情。

「只是單純的下痢而已，並不是食物中毒，應該算是一種『神經下痢』吧？」

美代子每次以平靜的語氣安撫我緊張的情緒。

根據她的說法，腦和胃腸相連，因此當過度使用神經、注意力集中於某件事情時，就會對消化系統造成影響。一般而言，重複使用的「舊油」對身體最不好，所以，很多人吃了便當或「油炸食品」，就會出現下痢症狀。與其這樣，還不如喝粥配上梅乾。這種吃法或許稍嫌簡陋，但熱騰騰的粥加上開胃的梅乾，往往會使人忍不住多吃兩碗。我想，每天都吃很多米的人，應該不只我一個人吧?!

我經常感冒發燒。當我因為發燒而昏沈沈時，美代子總是毫不遲疑地伸出援手。首先，她會放一缸溫度在三十五度左右的熱水讓我泡澡，另外再準備十條毛巾。

「安田，把衣服全部脫掉！」

在她的指示下，我坐在浴缸邊緣，上半身披著毛巾，雙腳浸泡在熱水中足足三十分鐘。通常在經過十分鐘以後，我會感覺身體發熱，十五分鐘後開始全身冒汗，一旦汗水沾濕了浴巾，就馬上換上新的。在換上第十條時，多半已經過了三十分鐘。結果如何呢?流汗過後熱度減退，全身感覺異常輕爽，感冒所帶來的痛苦早已不翼而飛。

我認為這是相當接近於「自然治癒」的療法。不過，光是把腳泡在溫水中三十分鐘，就需要很大的耐力。

為免半途而廢，我總是每隔十分鐘哼首『莫札特』，同時運用想像力以打發時間。對於感冒，我一向認為只要到附近藥房買包感冒藥吃，然後睡一覺，醒來以後就痊癒了。

「可是，安田，這就好像我那些『小人們』一樣，感冒只是暫時壓制住而已，實際上並未痊癒。如果你想長時間從事舞台表演，就必須使身體充分發汗，從體內進行治療。」

竹腰美代子說：

「安田，你好偉大噢！換作是一般人，光是想到長時間把腳泡在熱水裡，就夠令他們難受了。還有，一般人的腳在泡過熱水以後，都會留下幾道紅線，但是你卻只有一道，這證明你的腳完全不曾移動過。嗯、你的確是一個非常優秀的學生。」

她的稱讚使我心中五味雜陳。但是我必須承認，在她的協助之下，我從來不曾因病中止在『屋頂上的提琴手』劇中的表演工作。

竹腰美代子以積極的發想來面對一切事物的人生態度，我相信是來自她父親的遺傳。當然，他們父女倆對於生命的觀點，應該也是一樣的。

談到竹腰美代子和她的父親，我不禁想起另外一件事情。雖然這是從岳母那兒觀察到的，但是每當我想到這件事情時，常常會笑個不停。

在一個秋日的午後。

我們家的建築非常複雜，從外表看只有二層樓，然而內部實際上卻有五層。

我的房間在四樓、客廳則在二樓，因此很難聽到來自客廳的音響。不過，當我待在二樓的錄音室時，很自然地就會聽到美代子和岳母的說話聲自客廳傳來。

「美代子，妳看，蘭花開得好漂亮啊！」

「……」

「美代子，鄰居的貓生小貓了。」

「……」

「美代子——」

「媽，不要再說了。以前爸爸還在時，或許會一邊看報一邊適時地『嗯』『噢』幾聲加以附和，不過我可不是妳的丈夫喔！」岳母一句話也沒說。

「媽，妳自己說，鄰居的貓生小貓跟我有什麼關係？」

「……」

「媽，我們不要再做這種夫妻的談話好嗎？」

這對母女的談話令我不禁莞爾。事實上，竹腰美代子很不喜歡「井邊會議」式的談話。她並不是我所期望的主婦或母親。她是妻子、是職業婦女。在此，我要為竹腰美代子乾一杯！

第六章

家風——解救生命的「陽光家族」

——竹腰美代子

無緣見到「世上罕見」的岳父

如今仔細想想，我之所以能以開朗、積極的心態度過漫長的鬥病生涯，大半要歸功於「竹腰家的家風」。

竹腰美代子的開朗性格，受到父親竹腰貞三的影響很大。有關岳母的偉大，我已經在前面介紹過了。至於岳父，根據竹腰美代子的說法，他是世上罕見的人物。

與貞三先生有關的事蹟，我早已耳熟能詳，遺憾的是我從來不曾見過他。因為早在我認識竹腰美代子之前一年，也就是一九六四年時，他就死於胃癌，享年六十四歲。

竹腰美代子的學生之一。演員龍雷太曾說：

「不能認識岳父，可說是安田先生一生中最大的損失。」

每次見到我時，他都有感而發：

「安田啊，你岳父實在太可愛了，他都給我許多寶貴的知識。」

每當我聽到他這麼說時，總是會覺得很不高興，因為我再也不可能見到岳父。

我不是命運論者，但我相信無緣與岳父相見，必然有某種意義存在。

詢問岳母有關岳父的為人，岳母會說：

「他這個人啊！就是因為太愛開玩笑才死掉的，癌症並非導致他死亡的直接原因。」

我聽不懂她的意思，於是轉而向竹腰美代子請教。

「媽媽是『紅茶人』，當然會這麼說嘍！」

這種有如外太空人似的回答方式，反而使我更加迷惑了。

「紅茶人」！這是什麼意思啊？

「紅茶的產生不是在錫蘭島嗎？因此，所謂的『紅茶人』，就是指『理論正確的人』。」

儘管她的態度十分誠摯，但我還是搞不懂她為什麼會用這種語氣來回答問題。

「安田，我看你也是個『百分之百的紅茶人』喔！」

我連忙問道：

「妳的意思是不是說，我是比岳母還好的『紅茶人』？」

美代子並未回答我的問題。

「如果岳母是『紅茶人』，那麼妳又是什麼呢？」

我用認真的語氣詢問她。

美代子仍然沈默不語，只是淡淡地笑著。

不過，我本來就不喜歡打破砂鍋問到底。

而從竹腰美代子的笑容中，我似乎無法找出來真正的答案。

真正的答案可以在一本書中找到。

這本書就是『陽光家族』——

『陽』書是竹腰美代子以自述方式寫成的小品文，由文藝春秋社出版。書中以已故的竹腰貞三為主，說明竹腰家的感性及生活方式，並列舉許多貞三先生生前的事蹟，以下就是為各位介紹其中的幾段。

為了幫助各位瞭解其含義，我特地大量引用竹腰美代子書中的原文。希望各位都能詳細閱讀。

父親是拿破崙

到NHK電視台工作轉眼已經過了半年。

當我的情緒終於平靜下來時，父親很認真地問我：

「美代子，妳真的要以此作為終身事業嗎？」

「說是終身事業未免太過誇張，不過現在工作就是生活啊！」

「既然如此，妳一天的睡眠時間應該只有四小時才對。」

「什麼？只有四個小時？那不是跟拿破崙一樣嗎？」

「是啊！不睡覺的人的確非常偉大。以往要睡八小時的人，現在改為只睡四個小時了。」

「哦，那麼多出的四個小時就可以拿來做學問嘍？」

父親先是凝視著我，然後用嚴肅的語氣說：

「女人拚命工作有什麼好？生活圈子已經夠小了，省下來的睡眠時間幹嘛還拿去做學問呢?依我看，乾脆利用這多出來的四個小時，約朋友出去喝酒好了。」

多麼奇怪的父親啊!居然要女兒出去喝酒，一般的父親是絕對不會這麼說的。

「女人既然外出工作，就免不了會有壓力及人際關係方面的煩惱。但因女人多半不知如何紓解壓力，最後還是無可避免地會落入男人的圈套。」

很多人都弄不清楚父親到底是在開玩笑還是認真的。

但是，與他相處已經四分之一個世紀的我，卻完全瞭解他話中的含意。

以玩笑的方式來提醒我注意，是父親一貫的作風。

不過我覺得今天他所說的話都是認真的，尤其是最後的部分。

「可是，爸，四小時的睡眠會不會影響我的美貌啊?」

「這點妳大可放心。人只要心情開朗，看起來永遠亮麗動人。」

於是當晚十一點就寢時，我特地把鬧鐘設定在早上二點。

鬧鐘響了，我起來把它按掉，然後倒頭再睡。

這樣不行。第二天我把起床時間定在五點，據此推算，應該在凌晨一點就寢。

到NHK上班以後，我養成在六十分鐘前進錄音室的習慣。

但是我家離公司很遠，每天必須提早九十分鐘才不會遲到，因此最慢必須七點二十五分出門。從我家到逗子車站只需二分鐘的時間，只是我的血壓很低，起床後一個小時內總是頭腦一片茫然，必須藉由散步來調整身體狀況，所以五點就必須起床。

最痛苦的時期只有第一週而已。等到習慣這種生活型態後，我幾乎每天晚上都能熟睡。一個月後，我開始為每天都能有多餘的時間可以運作感到高興。

我們家的人原本就是睡得很少。

父親固定每晚十二點就寢，早上五點起床。偶而因為晚上喝酒睡得遲了，第二天一樣五點準時起床。母親固定十二點半就寢，四點半起床。至於哥哥什麼時候睡，我則不得而知。但是在必要的時候，他隨時都可以起床。

偶爾全家人會通宵玩撲克牌或打麻將，但沒有人會因而要求睡午覺。

一切作息都和平常一樣。

一直撐到晚上十一點，父親終於開口了：「今天早點睡吧！」

大嫂入門後，也加入了通宵的家族麻將中。

吃過媽媽做的早餐後，原本很想小睡片刻，但看到別人都沒有睡，只好作罷。吃過午餐後，心想這下總該午睡了吧？結果卻不然，大家硬是撐到晚上。

有一次，哥哥終於受不了了：

「我再待在這個家裡面的話，一定會被累死的。」

麵粉店和木炭店之間的差別

我的生活終於逐漸上了軌道。對此幫助最大的，是父親所建議的四小時睡眠。每天只睡四個小時並不是因為工作忙碌，而是在睡前二、三個小時看看書、玩玩牌或靜思，將時間作更有效的利用。

當然，生活中有時會發生一些特別的事，使周圍變得非常熱鬧。

一九五八年六月，我接到宮內廳的侍從長入江相政先生打來的電話。

「有件事想和妳商量，能不能麻煩妳過來一趟？」

到了約定的日子，我準時來到宮內廳。

「皇后（當時）有意聘請妳當她的體操教練，不知妳意下如何？」當時我有點委決不下，於是和NHK商量。

「這是妳的光榮啊！……」

NHK的人對我這麼說。

回家以後，我和正在等待的父親促膝長談。

「美代子，宮內廳找妳有什麼事啊？」

「皇后要請我教她體操。」

父親聞言突然淚眼婆娑。

「太好了，我一直以為只有兒子才有出息呢！」

同年十月，美智子小姐被選為皇太子妃。

這天是美智子首次到御所參拜的日子。

宮內廳於正午時分派出賓士轎車前往池田山的正田宅邸接未來的皇太子妃。

那麼我家的情形又如何呢？

這天我正好休假。當母親準備午餐時，我負責幫忙看店，不過客人並不多。

父親雖是商人，卻不會主動招呼走進店裡的客人：

「歡迎光臨！」

我們的店和書店、精品店不同，不要招呼客人，因此隨便誰來看店都可以勝任。

當父親和母親二個人在時，習慣把所有的門窗打開，這樣不論是在廚房或工作的地方，都可以看到店裡的情形。

午飯做好了：

「妳爸到哪兒去了？該吃飯了。」

正當母親叨唸著時，牆上的時鐘正好敲了十二下。

就在這時，一輛黑色轎車在店門前停住，接著父親出現了。

「媽媽、美代子，妳們也來坐車吧！」

我們一家人對於父親向來言聽計從。

母親和我立刻來到店前，這時父親已經坐在車上了。

「美代子坐中間。」

我只好乖乖聽命。而跟在我身後的母親，手上還拿著筷子呢！

我們所坐的，是車站前菊池計程車行裡唯一的一輛老賓士。賓士車的駕駛是高橋先生。

我和父親、母親併排坐在後座。稍後父親說：

「對不起，美代子，爸爸不爭。今天美智子坐著賓士車到皇宮去了，而我卻只能花一百元請高橋先生載我們出去兜兜風。」

父親到底要說什麼、要做什麼啊？

這時連高橋先生也起鬨了。

「沒關係，老爺，往返皇宮我只收你一百元就可以了。」

事實上，從我們家到位於葉山的皇宮，來回一趟車資至少要八百元。

在車上父親又說：

「美代子，妳想想。正田家是麵粉店、是白的；我們家是木炭店、是黑的，勝負早就已經決定了。」說著閉上雙眼，臉上露出感慨萬千的表情。

母親則在一旁竊笑。這時我突然覺得，母親實在太偉大了。

把家和店丟下不管，做好的飯菜也來不及吃，二話不說就陪著父親坐車兜風，這可不是兩個人都能做到的。

車子在皇宮前繞了一圈以後就回家了。

一回到家，父親立刻大聲喊道：

「吃飯、吃飯！」

故意很粗魯地叫著。也許是因為玩著和平時不同的遊戲，覺得有點難為情的緣故吧？

一個晚上喝了十三壺酒而使血壓升高了……

或許是因為上了年紀的關係，父親經常匆匆吃過午飯，然後嘴裡嚷著：

「啊，飯後得休息一下。」

但是卻站不起來。

「等看完『成人的漫畫』再開始工作吧！」

每天中午於十二點五十分播出由瘋貓主演的『成』劇，是他必看的節目。

到了三點的午茶時間，他會好好休息一下。

「父母的因果會報應在子女身上。」

我很早就考取了駕照，但卻經常在後座堆滿了商品負責送貨。

「對不起，讓你久等了。我是竹腰。」

當顧客開門拿東西時，我會這麼對他（她）說。

對方一看被木炭弄得烏七抹黑的我時，多半會說：

「妳是木炭店老板的女兒吧？真勤勞啊！對了，妳姐姐不是在NHK主持一個節目嗎？」

「是的，還請您多多照顧。」

我只好故意裝傻。

在父親的動作逐漸變得遲鈍以後，母親自動承接他所留下的工作，因而十分忙碌。

不過，每晚到了七點：

「喝酒嘍！」

父親就會突然變得很有元氣。

母親聞言會連忙拿壺酒出來。當父親坐在客廳看著在廚房裡忙得團團轉的母親時，母親自然也注意到這一點。這時父親會佯裝不知。

「咦，爸，你不喝啊？」

我看到桌上擺著十三枚硬幣。

硬幣分成九枚和四枚兩堆。

「這裡是錢。」

父親把酒壺擺在四元面前，把下酒菜擺在九元面前：

「這種沒有誠意的酒不會醉（四元），這麼難吃的東西我不吃（九元）。」

母親臉上露出奇妙的表情：

「對不起，我馬上就去換。」

隨即回到廚房，把酒換到另一個酒壺裡。

下酒菜也移到另一盤子裡。

不到一分鐘的時間：

「這個你一定喜歡。」

她又把酒菜端了上來。

「酒要有誠意才會好喝。嗯、好酒。」

父親和母親真是天作之合，兩人不僅步調一致，而且同樣愛玩、愛開玩笑。

喝酒時，母親不停地勸父親去看醫生。

「看，妳媽又把我當成病人了。」

父親開玩笑似地向我抱怨。但是禁不起母親的疲勞轟炸，他終於還是到附近的診所看病去了。因為血壓高的緣故，醫生開了一些藥讓他回家按時服用。

「看吧！我早就跟妳說沒什麼嘛！」

父親的語氣中有掩不住的得意。

「血壓都二百二十了，還說沒什麼？」

母親當然也不甘示弱。

想到父親每天晚酌都要喝上一升酒；相當於十三壺酒，我不禁感到擔心。

於是，我儘可能在父親晚酌之前回家。

「爸，我陪你喝。」

看到有我陪著，母親這才放心了。」

父親跟我說悄悄話：

「我要盡情地喝，妳得幫我喔！」

「我一定幫你，希望能在死前打破記錄。」

「好，我們一起努力。」

你大概從來沒看過像我們這樣的父女吧？

母親無法禁止父親喝酒，但是卻堅決不准父親在酒後泡澡。父親覺得這樣很有趣，因此，反而更加堅持要泡澡了。

他常常假裝換上睡衣好讓母親安心，然後趁母親不注意時偷偷溜到浴室去了。

母親發覺以後，會立刻奔進浴室，利用父親脫衣服的空檔將洗澡水倒掉，讓整個浴室變得溫暖，然後再放上溫水讓父親好好地泡個澡。

母親似乎也樂於和父親玩捉迷藏的遊戲。當她把一切準備妥當，回頭打算叫父親泡澡時，卻見父親已經穿上睡衣笑著看著她。

「媽媽年紀大了，動作可慢啦！好了，我要睡覺了。」

這是父親、母親之間每晚必定上演的遊戲。

但是每天重複相同的遊戲，久了母親當然也會厭倦。

這天，父親照例在喝完酒後：

「啊、洗澡了。」

說著站了起來。

「明天喝酒前再洗吧！今天不要洗了。」

母親也像平常一樣加以阻止，可是並未站起來。

每次她不讓父親洗澡，就會中了父親的計，只見父親回頭看看坐在那兒的母親，隨即朝浴室的方向走去。

奇怪的是，今晚母親卻故意佯裝不知，不再玩平常的遊戲了。

父親終於消失在浴室中。我再也忍不住了。

「媽，爸爸不要緊吧？」

母親泰然自若地看著我。

「不要擔心，他只是嚇嚇我罷了——」

不料母親的話還沒說完，浴室突然傳來「砰」的一聲。

我和母親互望一眼，接著母親飛也似地朝浴室奔去。

「美代子，快來！」

聽到母親那緊張的聲音，我連忙跑了過去。

看樣子父親似乎正打算離開浴缸。他的雙腳還在浴缸裡，腹部趴在浴缸邊緣，頭則無力地垂在浴缸外。

母親穿著衣服跳進浴缸裡。

「美代子，拿床被子鋪在地上。」

父親是不是無法動彈了呢？我趕緊把被子鋪在地上。

「美代子，把爸爸的頭輕輕抬起來。」

我感到一絲尷尬。

父親是個男人，而且躺在浴缸中全身赤裸。

即使是在盛夏，父親也絕對不會在人前光著上身，更別說現在這樣全身赤裸了。

母親用尖銳的聲音叫道：

「快點！」

母女倆合力把父親從浴缸裡拖了出來。

「美代子，趕快打電話給醫生。」

「好。」

當我飛撲到電話旁時，突然聽到父親在浴室裡大聲叫著：

「不要打！」

我趕回浴室，只聽父親說：

「處理得不好，重來一遍。」

端坐在浴缸裡的他臉上滿是笑意。

像這樣連續十天之後，我們叫父親：

「大野狼！」

真正的商人死去

「你爸的下酒菜內容應該改變一下。」

有一天，母親突然這麼說。

「爸爸的血壓那麼高，根本就不應該喝酒。」

哥哥靜靜地說著。

有時我真受不了他那近乎冷漠的說話方式，因此常常故意跟他唱反調。

「有什麽關係，反正爸爸喜歡喝酒嘛！」

哥哥看著我。一絲惶恐從心底升起，因為我知道他眼中的含意。

——美代子，難道妳和老爸私底下約定好了？

哥哥一定是這麽想的。而事實上他並沒有猜測，我和父親之間的確有個秘密約定。

事緣有一天父親和我閒聊。

「美代子，我希望這一生都能喝酒。」

「我並不想阻止你啊！」

「是嗎？那好，我希望在死之前能打破每天喝十三壺酒的記錄。」

「夠偉大！爸，你真有男子氣概！」

「可是，晚酌一升、血壓三百……我可不想死啊！」

「放心，放心，你的血壓只有二百三十而已……」

「是嗎？那以後每天晚上都要幫我擺好十三壺酒，知道嗎？」

「遵命！」

對於我的回答，父親頗表讚許地點了點頭。

當時我就下定決心，要和父親並肩作戰，一起向晚酌十三壺酒的記錄挑戰。

因此，不論有什麼事情，我一定會在父親晚酌之前回家，擺好十三壺酒和他一起喝。

父親喝得很慢。我則大口大口地喝，因此一半以上的酒都是我喝掉的。

我知道父親有意在不讓任何人察覺的情況下減少酒量。

母親和哥哥當然也知道這件事，只是沒有說出來罷了。

因為只有以這種方式，才能讓父親乖乖地減少喝酒。

可是，酒實在是非常神奇的東西。

剛開始時，我認為陪父親喝酒只是一項工作，不料一週過後，我居然喜歡上喝酒了。

父親小聲地提醒我：

「妳不要喝那麼多嘛！我只剩下一點點可以喝了。」

「哈哈哈！」

我放聲大笑。半個月後，母親表示要變換下酒菜的內容。

哥哥則認為最根本的方法是戒酒。

父親不著痕跡地減少酒量後不久，我突然察覺他不再像以前那麼有元氣了。

這天，母親來到我的房間。

「我有事要跟妳說。」

臉上的表情十分嚴肅。

「最近妳有沒有注意到，妳爸指甲的顏色都變了，而且毫無光澤。此外，他對食物的喜好都改變了。」

「哇，妳連指甲顏色都注意到啦？我想，這可能只是妳的心理作用吧？」

「丈夫的指甲顏色有沒有變，我當然會知道。還有，妳爸以前喜歡吃醋漬菜，但是現在卻連碰也不碰。」

「是不是妳改變做法了？」

「沒有啊！我已經觀察一週，證實他的口味和以前完全不一樣了。」

和附近醫生商量的結果，他建議我們把父親送到大醫院去。

於是父親來到了橫須賀的共濟會醫院。

「是癌症……胃癌。」

醫生看著X光片宣布檢查結果。

父親得了癌症。

那位身材高大的醫生，說我的父親得了癌症？

「病人只剩下三個月可活，大概拖不過九月底。」

我的父親會在九月底因癌症而死去？

不可能的。我的父親不會死，也不會罹患癌症。

我絕對不相信父親會罹患癌症。

醫生一定是診斷錯了，要不然就是他和父親有過結，所以故意嚇我們。

離開醫院以後，我和母親一起來到海邊，默默地看著海面上的波浪，不久後情緒終於逐漸冷靜下來。

父親罹患胃癌，只剩下三個月的壽命了。

稍後父親因胃潰瘍住院。

離家之前，喜歡書法的父親拿著筆在大紙門上寫起字來。

「這是我的遺言」。

紙門上的字句是這樣的：

『茲因飲酒過度

而致罹患胃潰瘍

後世子孫切勿仿效』

結果，父親這一去就再也沒有回來了。

一生規規矩矩的父親，正如醫生所預測的那樣，於九月二十三日與世長辭。

得知父親罹患癌症住院以後，哥哥立刻向公司遞出辭呈，不過公司卻比照休假的方式辦理。

整整三個月的時間，哥哥無怨無悔地負起照顧父親的責任。

最初一個月主要是作各種檢查，希望能在癌細胞轉移之前盡快動手術將其切除——

母親的堅強表現，被醫生譽為：

「身為人妻的典範。」

手術非常成功，但之後仍必須持續點滴及皮下注射。

「到底在注射什麼啊？」

大手術過後，最怕的是病人問這個問題。

「防止傷口化膿啊！」

「能不能不要再注射了。」

「竹腰先生，你放心，不會痛的。」

「不可能！」

父親仍然和以前一樣談笑風生。

手術後第三天，住在鎌倉的伯父前來探視父親。

「貞三，你怎麼樣了？」

父親不改其愛開玩笑的本色：

「我馬上就要進墳墓去了，到時你可要到墓地來看我喔！」

到了第四天，每當抽痰時，父親總會賭氣似地大叫：

「乾脆切了。」

護士看著他：

「切什麼?」

「切腹啊!」

「快別這麼說。」

「我要切斷和妳的緣分。」

護士忍不住笑了出來。父親實在太愛開玩笑了。

二個小時後,護士再為父親測量血壓時,發現情況不太對勁。

真的一切都切斷了。不過切斷的並非父親與護士的緣分,而是他的腹部。父親啊!你是生了重病的人,怎麼可以亂開玩笑呢?

立刻再動手術。

動手術時父親身上出現紫斑。手術後過了六小時,父親突然醒來,手無力地動了一下,似乎想要說些什麼。

「啊!」

他輕輕叫了一聲,然後一切都結束了。

「醫生也希望患者能夠活著,因此有關再次動手術的事,你們不能抱怨。」

母親堅強地說著。

然後一邊撫摸父親的臉，一邊喃喃自語：

「爸爸，謝謝你這些年來帶給我的快樂，現在我必須把你還給神……」

父親臉上的表情非常安詳。從發病到動手術，父親並沒有受太多苦。

仔細想想，父親死後可以少受點苦，這未嘗不是一件好事。

只是，我很難接受父親已經死去的事實。

我那愛開玩笑的父親，此刻一定還不知道自己已經死了。

因此，我覺得他隨時都可能從棺木中坐起身來大叫：「笨蛋！」而我也等著這個時刻到來。令人失望的是，父親只是靜靜地躺在醫院的太平間裡。

在家人守靈的夜裡，父親依然只是靜靜地躺著。

難道父親真的升天成佛了？

舉行告別式當天，哥哥公司的同事，我工作上認識的朋友、客戶，甚至連龍雷太也來了。告別式在我那狹小的家中舉行。

負責宣讀祭文的是三井先生：

『全日本有三位商人，如今這位真正的商人已死去了。』

這時母親不禁哭了出來。

從半夜到凌晨一直侵襲逗子的颱風，突然在上午時停止，接著天氣也放晴了。

一列長長的人龍等著向父親做最後的告別。

當天火葬場因為強風而告停電，高高的煙囪上飄著朵朵白雲。

晚上，我和母親、哥哥把車開到可以看見火葬場的山丘上，坐在車裡為父親守夜，耳邊似乎聽到父親催我們：「快一點！」

翌日，我們捧著裝有父親骨灰的小盒子回到家中。我相信，就算是在那個小盒子裡，父親也會是威風凜凜的樣子。

我們在骨灰盒的四周裝飾著大理花。

有如富士山的母親

我還記得小學四年級時我的體重只達四貫目。

「四年級學生四貫目剛剛好。」

話雖如此，我卻不覺得剛剛好。

四貫目是指十五公斤的意思，按照現在的標準，通常十二歲半的小孩應該有十五公斤重，而我卻直到升上小學四年級才達到這個標準。

母親和我經常在海邊玩相撲，而我經常是被摔得四腳朝天的那個。不過，母親偶爾也會讓我一次。

「哎呀！妳把我推倒了，看來妳也不弱嘛！」

我必須聲明一點，母親平常可不是這麼溫柔的。

儘管累得滿臉通紅，汗水淋漓，身上又沾滿了泥沙，但我還是不斷地撲向母親。

現在想想，母親當年真的是很有勇氣。

我的身體一向不好，因此醫生建議我不要從事運動，以免對心臟造成太大的負擔，當其它同學在操場上練習跳箱、賽跑時，我卻只能待在校園一角幫花澆水。

或許是怕我發生意外吧？級任老師甚至連午休時間也不准我到外面去玩。

我在午休時間所能做的，就是孤伶伶地一個人待在教室裡，很羨慕地透過窗戶看著同學們在外面玩的情景。

在家裡的情形也好不到哪裡去。母親不准我一個人出去，要出去就一定得要有人跟著。

在這種情況下，母親會陪我玩相撲實在是一件令人匪夷所思的事。母親是一個平凡的女人，既未受過高等教育，也不具有照顧病人的特殊知識。

但是，她卻能單憑臉色就看出我的想法，並且藉著玩相撲來增強我的體力。

在當時那個環境，只有強壯的孩子才能活下去。身為母親，當然希望自己的孩子身體強壯。

在逗子海岸，天氣好的時候可以看到富士山。每當我看到富士山時：

——媽媽就好像富士山一樣地偉大、強壯。

我常常會產生這種想法。

把自己的母親比作富士山似乎有點奇怪，不過我相信很多人都跟我一樣，把自己的媽媽視為全世界最偉大的母親。既然如此，用富士山來比喻母親又有何不可呢？

當夕陽染紅整個海面時，我和母親終於踏上歸途。

「我們來賽跑！」

母親當然跑得比我快，畢竟我很少跑——現在想想，當時的母親比現在的我還年輕呢！

母親毫不留情地向前衝，甚至連回頭看我一眼也沒有。

她是個舊式的女人，身上總是穿著和服，即使是在盛夏也不肯稍微解開和服上的衣帶。因為這個緣故，孩提時代的我從來不曾看過母親的腳。

但是現在，母親卻穿著和服拚命向前跑。

隨著和服下襬所發出的叭、叭聲，一對我從未見過的白皙腳背迅速向前移動。

我不禁淚眼矇矓：

「只剩下我一個人了，萬一氣喘這個時候發作，那該怎麼辦呢？」

愈想愈覺得害怕。

直到現在我才明白，當時母親心裡一定比我更加害怕。

醫生明明禁止我運動，但是她卻跟我玩相撲，甚至還跟我賽跑。

母親知道我就算哭了，也會咬著牙拚命向前跑。

「身體弱的孩子，心靈相對地也比較脆弱。」

這是母親一向的看法。

上學期間，每當氣喘發作時，學校總會寄來通知：

『暫時不必上學，在家好好休養。』

這時母親會立刻去見校長：

「身體不好的孩子心靈也比較脆弱，在不會給學校帶來麻煩的情況下，希望你讓她繼續過著團體生活。」

為了讓女兒日後可以成為健康、有用的人，她只好狠下心拚命向前跑，不回頭看我一眼。

當時我想不通母親如何能這麼狠心，但是現在我終於瞭解她的用心良苦了。

當年，母親七十六歲，背部與我的肩膀等高。看起來有九貫目重。

我經常看著母親：

「為什麼家中的富士山也逐年凋落呢？」

內心有無限感慨。

教我「二二得八」的哥哥

哥哥很喜歡捉弄我，不過都是開玩笑的成分居多。

我經常因為感冒、發燒、肺炎、扁桃腺炎或氣喘發作而不必上學。而且，就算病已經好了，母親也會要我多休息個二、三天。

二週後再回到學校時，老師教的功課完全聽不懂。

「二二得四、二三得六……」

我茫然地回到家中，央求哥哥教我。

第二天上課時，老師問班上的同學。

「會二的乘法的人舉手。」

我立刻把手舉得高高的。

「我會！」

因為我已經很久沒來上課，所以當老師看到我舉手時，臉上的表情似乎非常驚訝。

「好，竹腰妳說。」

我很得意地站起來。

「二二得八、三三得二十七、四四得六十四、五五得一百二十五、六六得二百一十八、七七得……」

我自覺背得很好，但老師卻不待我背完就揮手制止：

「竹腰可能是因為太久沒上課了，所以才會背錯。」

我又驚又氣地回家向母親抱怨：

「哥哥教錯了，二乘二根本不是——」

母親一聽立刻從櫃台站起身朝哥哥的房間走去。

「以後你要教美代子時，請你看著她的課本教。」

說完母親和哥哥卻噗哧笑了出來。這對我真是一大侮辱。

哥哥從小就非常用功。

而且很喜歡向新的事物挑戰。

我所謂的挑戰，是屬於靜態而非動態的，對他來說，學習是一件很有趣的事，因此除了學校的功課之外，他還看很多課外書籍。

當我問他有關二的乘法時，哥哥正在學習三次方乘法，因此他本能想到二二得八、三三得二十七。

這天，我又問他一道有關九的乘法的問題。

哥哥很認真地為我解說：

「把雙手手指伸出來。妳看，九‧一是彎下一根拇指，只剩下九根手指，所以是九，這根拇指已經死了，沒有了。再來是九‧二，再把食指掰下來，結果只剩下八根。因為拇指已經死了、一個食指又等於一，現在只剩下八根，所以是十八。然後再彎下中指，只剩下七根手指，所以九‧三是二十七。怎麼樣，很簡單吧？」

想到要算算術還得不停地彎曲手指，實在非常麻煩。

晚上我偷偷地問母親：

「媽媽，九‧一得九，九‧二得十八對不對？」

母親微笑著點了點頭。

沒有辭去體育老師一職的理由

擔任教職的第二年暑假，我鼓起勇氣和母親商量。

「我想辭去老師的工作。」

母親似乎有點驚訝、又有點悲傷。

「妳自己覺得好就好了，不過我倒認為這份工作很適合妳。妳記不記得，當妳知道到這所學校任教時，還高興得大叫呢！」

言下之意是要我多加考慮後再決定。

這是我有生以來頭一次自己做決定。

坦白說，我之所以決定辭職，並不是因為遭到挫折，純粹是因為不想勉強自己做不喜歡做的事。

生活周遭有很多事物都深深吸引著我，而在體驗過身為教育工作者的煩惱和辛苦後，我實在不願意再去嘗試。

二十四歲已經老大不小了，但是我卻覺得體內有一股全新的力量在迅速膨脹。

我沒有辭去教職的理由。

如果有，那也是因為任性。

新的力量不斷在我體內茁壯、發酵。

不論是擔任自由車選手或女演員都可以，總之我希望照自己的方式過活。

我所想做的，是一些可能會讓母親昏倒的事。

但我迫切希望能讓身心完全解放。

當天晚上，我邀請父親到附近的酒館去。

「爸、我想辭去學校的工作。」

「妳已經做好決定了？」

「還沒有。」

「妳是在問我的意見嗎？」

「你幫我想想看嘛！」

「妳要我幫妳下定決心？」

「……」

「既然下定決心，那就去做吧！」

「你贊成我辭去工作？」

「我可沒說妳可以辭去工作。」

「……」

「我要妳好好理清思緒。其實啊！妳找我商量，還不就是希望我贊成妳辭職？」

「嗯，我想你一定會贊成的。」

「傻瓜，妳到現在才發現嗎？」

「這天晚上，我們父女倆喝了很多酒。」

父親在晚酌時已經喝了一升酒，所以很快就出現醉意了。

我也仗著已有幾分醉意，一鼓作氣把心中的決定說了出來。

「我想當一名舞者？」

「妳想上台表演？」

「對啊！我身高一百六十公分，體重四十八公斤、腰圍五十六公分，是標準的舞者身材，而且又有跳舞的經驗。」

「可是，皮下脂肪卻是一大阻礙，還有，經過鍛鍊的腳是不具有魅力的。」

「是嗎？當我就當女子自由車選手好了。」

我會這麼想，是因為當時正是女子自由車的全盛時期。

「青春可是有和黃金般地寶貴啊！」

「你覺得不好？那我就當戲劇演員好了。」

「妳真的希望這麼做嗎？」

父親口齒不清地問我。

生性害羞的他，只有喝醉時才會說實話。

「美代子，生存在這個大時代的潮流中，本身就是一種生意。妳必須置身於潮流之中，才會不斷地成長。

雖然妳還不知道辭去學校的工作後應該走哪一條路，但既然妳想辭，那就辭吧！辭職後可以先玩一陣子，慢慢地就會找到適合自己的潮流了。

流啊！流啊！嗯，真是好酒。」

好像唱歌似地說著，最後變成開玩笑，是父親一貫的說話方式。
夜半時分，我們父女倆喝得酩酊大醉，相互攙扶著回到家裡。

竹腰家的家風

辭去教職後，我進入NHK擔任『NHK美容體操』的主持人。
這天晚上的晚酌非常熱鬧。
撇開父親的十三壺酒不說，哥哥、母親和我總共喝了二十六壺酒。
父親認為喝光的酒壺擺在那兒很有趣，因此不讓母親把它們收走。
「好久不曾這麼擺了。」
語氣非常滿足。接著，父親開始出謎題讓我們猜了！
「NHK，猜一樣東西。」
哥哥立刻想出答案：
「春天的冰。」

「嗯，那心情呢？」

「如履薄冰。」

——或許是吧！

「哈，有了！」

母親也舉起手來。

「NHK是指選舉決戰。」

「那心情呢？」

「一直到最後都要不停拜託別人。」

——母親在我表示要辭去教職時一度非常擔心。

「啊！我有答案了。NHK就是練馬和三浦大地震。」

「是嗎？那心情呢？」

我問。

「客廳的蘿蔔腳大暴跳。」

——真討厭，我可是非常認真的呢！

「爸，我跟你說。有些小姐明明長得非常漂亮，卻因為有雙蘿蔔腿而被摒於競選世界小姐的門外。所以啊！女人除了臉部以外，還要注意全身的美觀。而讓身體從家事勞動中解放出來，消除疲勞、保持青春活力，是創造美麗身體必要的條件。」

「好了，演說到此結束，請大家拍手。」

衆人的嘲弄掌聲令我為之氣結。

後來母親提議：

「請大家把她應該注意的事項寫出來。」

父親，母親和哥哥分別從坐墊下拿出畫紙來。

哥哥畫的是高跟鞋。

母親畫的是亂七八糟的化妝品。

父親畫的是手提包。

「咦，不是要寫注意事項嗎？我看你們是在寫禮物目錄。」

「好吧，就買給妳吧！因為妳馬上就要加入淑女的行列了。」

在學校教書時，我從來不化妝、穿的是和學生一樣的平底鞋，手上拿的是公事包。想到自己馬上就要成為真正的大人，我真想大叫：太棒了。

之後父親又笑著問我：

「這三張圖畫作何解啊？」

我的腦中靈光一閃。

「可以解為在海水中游泳。」

父親大笑：「總算像個女孩了。」

對於飛出學校的我，家人們都為我感到擔心。

不要過度相信自己的能力。

我是個被寵愛的女孩，

我是個漂亮女孩，

我必須知道自己的身分，

大家隨時都在提醒我注意並給予建議。

想到大家都這麼關心我，我真的是非常感謝。

（摘自文藝春秋社・竹腰美代子著『陽光家族』）

最後是我最喜歡，有關竹腰貞三先生的一節。

——在美代子二十六歲生日當天。

「美代子啊！已經二十六歲了，不能再喝威士忌了，那是窮人喝的。

還有，喝酒一定要配下酒菜。

啤酒和鹽氣，油氣相合，所以可以配花生、香腸和乳酪。因為啤酒的水氣較多，所以下酒菜應選擇乾的。

日本酒比較適合生食，例如生魚片。只是喝了以後容易口渴，所以和啤酒不同，要配較濕的小菜，如昆布或醃漬菜等。

白蘭地適合吃飽後喝，喝時要慢而輕巧，並配上少量的甜食如巧克力等。

威士忌跟什麼都不合，只會使人喝醉，所以是窮人喝的。

妳必須懂得喝酒和享用下酒菜的樂趣。」

——到了美代子三十歲生日時。

「女兒啊！妳已經三十歲了。

我祝妳擁有三口：

喝酒口、吃東西口及說話口。

為了增廣話題，平時要多看報紙、廣告。與人談天並不困難，真正困難的部分，是當別人說黃色笑話時，妳必須表現得若無其事。

比方說，妳可以看著天花板的一端：『那台冷氣是國際牌的嗎？』接下來自然會有許多話題可聊。另外，當眾毫不掩飾地表現出厭煩的表情，是很不禮貌的行為。

對未婚的女性而言，不懂的事卻硬要裝懂，很容易招致誤解。」

對於說出這番大道理的岳父，我由衷地表示感謝。

透過酒讓女兒體會人生，這樣的父親實在太少見了。

後記——「謝謝妳，美代子」

套句竹腰美代子的話，我「生還了」。

主治醫生說我兩度瀕臨死亡邊緣，竹腰美代子卻認為「已經不行了」的情形出現過四次，但我僅有的記憶只是嘔吐、劇痛而已。據說住院期間我曾接受過數十次訪問，可是我卻完全不記得這些事了。

我不禁暗想——我這一生到底算什麼呢？

我是演藝圈人。

「瘋貓」的團員之一。

從二十幾歲到現在，我一直過著不規律的生活，經常整夜錄影、趕場，偶爾有空則忙著接受訪問、錄唱片。其中光是在電視台的幾個節目，就夠我忙得暈頭轉向的了。

現今當紅的偶像或許會說：「我忙得要死。」但我要告訴他們——你們還年輕、未來還有幾十年好忙呢！

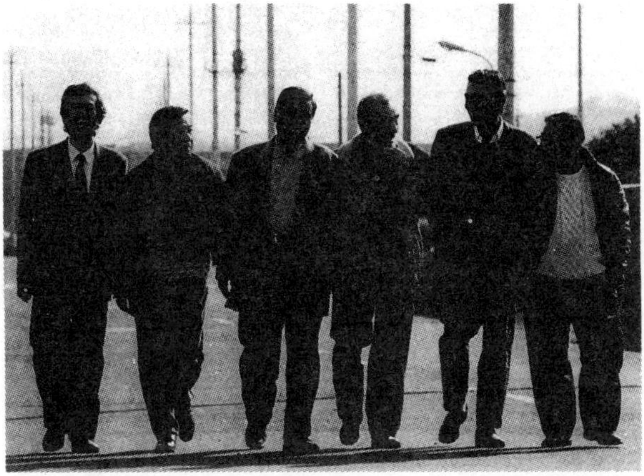

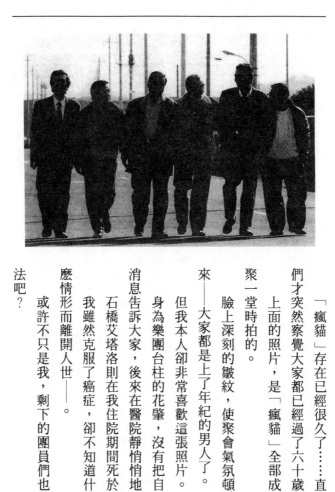

「瘋貓」存在已經很久了……直到有一天，我們才突然察覺大家都已經過了六十歲了。

上面的照片，是「瘋貓」全部成員最後一次齊聚一堂時拍的。

臉上深刻的皺紋，使聚會氣氛頓時變得凝重起來——大家都是上了年紀的男人了。

但我本人卻非常喜歡這張照片。

身為樂團台柱的花肇，沒有把自己罹患癌症的消息告訴大家，後來在醫院靜悄悄地死去。

石橋艾塔洛則在我住院期間死於胃癌——。

我雖然克服了癌症，卻不知道什麼時候會因什麼情形而離開人世——。

或許不只是我，剩下的團員們也都有同樣的想法吧？

我一直有個小小的夢想。

也許在幾年後，也許在幾十年後，總之當「瘋貓」全體團員都蒙主寵召後，我希望大家能在天上齊聚一堂，再次演奏「爵士樂」。

——屆時我希望大家一起演奏「莫札特」。

最後——

我要向我的妻子竹腰美代子說一聲謝謝。

在這個只有兩個人的家庭裡，妳的堅強是促使我勇敢對抗病魔的力量來源。

最後，我要再說一次——

「美代子！謝謝妳。」

大展出版社有限公司　圖書目錄

地址：台北市北投區11204
致遠一路二段12巷1號
郵撥： 0166955～1
電話：(02) 8236031
8236033
傳真：(02) 8272069

・法律專欄連載・電腦編號 58

台大法學院 法律學系／策劃
法律服務社／編著

①別讓您的權利睡著了1	200元
②別讓您的權利睡著了2	200元

・秘傳占卜系列・電腦編號 14

①手相術	淺野八郎著	150元
②人相術	淺野八郎著	150元
③西洋占星術	淺野八郎著	150元
④中國神奇占卜	淺野八郎著	150元
⑤夢判斷	淺野八郎著	150元
⑥前世、來世占卜	淺野八郎著	150元
⑦法國式血型學	淺野八郎著	150元
⑧靈感、符咒學	淺野八郎著	150元
⑨紙牌占卜學	淺野八郎著	150元
⑩ＥＳＰ超能力占卜	淺野八郎著	150元
⑪猶太數的秘術	淺野八郎著	150元
⑫新心理測驗	淺野八郎著	160元
⑬塔羅牌預言秘法	淺野八郎著	元

・趣味心理講座・電腦編號 15

①性格測驗１	探索男與女	淺野八郎著	140元
②性格測驗２	透視人心奧秘	淺野八郎著	140元
③性格測驗３	發現陌生的自己	淺野八郎著	140元
④性格測驗４	發現你的真面目	淺野八郎著	140元
⑤性格測驗５	讓你們吃驚	淺野八郎著	140元
⑥性格測驗６	洞穿心理盲點	淺野八郎著	140元
⑦性格測驗７	探索對方心理	淺野八郎著	140元
⑧性格測驗８	由吃認識自己	淺野八郎著	140元

⑨性格測驗9　戀愛知多少		淺野八郎著	160元
⑩性格測驗10　由裝扮瞭解人心		淺野八郎著	140元
⑪性格測驗11　敲開內心玄機		淺野八郎著	140元
⑫性格測驗12　透視你的未來		淺野八郎著	140元
⑬血型與你的一生		淺野八郎著	160元
⑭趣味推理遊戲		淺野八郎著	160元
⑮行爲語言解析		淺野八郎著	160元

・婦 幼 天 地・電腦編號16

①八萬人減肥成果	黃靜香譯	180元
②三分鐘減肥體操	楊鴻儒譯	150元
③窈窕淑女美髮秘訣	柯素娥譯	130元
④使妳更迷人	成　玉譯	130元
⑤女性的更年期	官舒妍編譯	160元
⑥胎內育兒法	李玉瓊編譯	150元
⑦早產兒袋鼠式護理	唐岱蘭譯	200元
⑧初次懷孕與生產	婦幼天地編譯組	180元
⑨初次育兒12個月	婦幼天地編譯組	180元
⑩斷乳食與幼兒食	婦幼天地編譯組	180元
⑪培養幼兒能力與性向	婦幼天地編譯組	180元
⑫培養幼兒創造力的玩具與遊戲	婦幼天地編譯組	180元
⑬幼兒的症狀與疾病	婦幼天地編譯組	180元
⑭腿部苗條健美法	婦幼天地編譯組	180元
⑮女性腰痛別忽視	婦幼天地編譯組	150元
⑯舒展身心體操術	李玉瓊編譯	130元
⑰三分鐘臉部體操	趙薇妮著	160元
⑱生動的笑容表情術	趙薇妮著	160元
⑲心曠神怡減肥法	川津祐介著	130元
⑳內衣使妳更美麗	陳玄茹譯	130元
㉑瑜伽美姿美容	黃靜香編著	150元
㉒高雅女性裝扮學	陳珮玲譯	180元
㉓蠶糞肌膚美顏法	坂梨秀子著	160元
㉔認識妳的身體	李玉瓊譯	160元
㉕產後恢復苗條體態	居理安・芙萊喬著	200元
㉖正確護髮美容法	山崎伊久江著	180元
㉗安琪拉美姿養生學	安琪拉蘭斯博瑞著	180元
㉘女體性醫學剖析	增田豐著	220元
㉙懷孕與生產剖析	岡部綾子著	180元
㉚斷奶後的健康育兒	東城百合子著	220元
㉛引出孩子幹勁的責罵藝術	多湖輝著	170元

㉜培養孩子獨立的藝術	多湖輝著	170元
㉝子宮肌瘤與卵巢囊腫	陳秀琳編著	180元
㉞下半身減肥法	納他夏・史達賓著	180元
㉟女性自然美容法	吳雅菁編著	180元
㊱再也不發胖	池園悅太郎著	170元
㊲生男生女控制術	中垣勝裕著	220元
㊳使妳的肌膚更亮麗	楊　皓編著	170元
㊴臉部輪廓變美	芝崎義夫著	180元
㊵斑點、皺紋自己治療	高須克彌著	180元
㊶面皰自己治療	伊藤雄康著	180元
㊷隨心所欲瘦身冥想法	原久子著	180元
㊸胎兒革命	鈴木丈織著	元

・青 春 天 地・電腦編號17

①A血型與星座	柯素娥編譯	120元
②B血型與星座	柯素娥編譯	120元
③O血型與星座	柯素娥編譯	120元
④AB血型與星座	柯素娥編譯	120元
⑤青春期性教室	呂貴嵐編譯	130元
⑥事半功倍讀書法	王毅希編譯	150元
⑦難解數學破題	宋釗宜編譯	130元
⑧速算解題技巧	宋釗宜編譯	130元
⑨小論文寫作秘訣	林顯茂編譯	120元
⑪中學生野外遊戲	熊谷康編著	120元
⑫恐怖極短篇	柯素娥編譯	130元
⑬恐怖夜話	小毛驢編譯	130元
⑭恐怖幽默短篇	小毛驢編譯	120元
⑮黑色幽默短篇	小毛驢編譯	120元
⑯靈異怪談	小毛驢編譯	130元
⑰錯覺遊戲	小毛驢編譯	130元
⑱整人遊戲	小毛驢編著	150元
⑲有趣的超常識	柯素娥編譯	130元
⑳哦！原來如此	林慶旺編譯	130元
㉑趣味競賽100種	劉名揚編譯	120元
㉒數學謎題入門	宋釗宜編譯	150元
㉓數學謎題解析	宋釗宜編譯	150元
㉔透視男女心理	林慶旺編譯	120元
㉕少女情懷的自白	李桂蘭編譯	120元
㉖由兄弟姊妹看命運	李玉瓊編譯	130元
㉗趣味的科學魔術	林慶旺編譯	150元

㉘趣味的心理實驗室	李燕玲編譯	150元
㉙愛與性心理測驗	小毛驢編譯	130元
㉚刑案推理解謎	小毛驢編譯	130元
㉛偵探常識推理	小毛驢編譯	130元
㉜偵探常識解謎	小毛驢編譯	130元
㉝偵探推理遊戲	小毛驢編譯	130元
㉞趣味的超魔術	廖玉山編著	150元
㉟趣味的珍奇發明	柯素娥編著	150元
㊱登山用具與技巧	陳瑞菊編著	150元

•健 康 天 地•電腦編號18

①壓力的預防與治療	柯素娥編譯	130元
②超科學氣的魔力	柯素娥編譯	130元
③尿療法治病的神奇	中尾良一著	130元
④鐵證如山的尿療法奇蹟	廖玉山譯	120元
⑤一日斷食健康法	葉慈容編譯	150元
⑥胃部強健法	陳炳崑譯	120元
⑦癌症早期檢查法	廖松濤譯	160元
⑧老人痴呆症防止法	柯素娥編譯	130元
⑨松葉汁健康飲料	陳麗芬編譯	130元
⑩揉肚臍健康法	永井秋夫著	150元
⑪過勞死、猝死的預防	卓秀貞編譯	130元
⑫高血壓治療與飲食	藤山順豐著	150元
⑬老人看護指南	柯素娥編譯	150元
⑭美容外科淺談	楊啟宏著	150元
⑮美容外科新境界	楊啟宏著	150元
⑯鹽是天然的醫生	西英司郎著	140元
⑰年輕十歲不是夢	梁瑞麟譯	200元
⑱茶料理治百病	桑野和民著	180元
⑲綠茶治病寶典	桑野和民著	150元
⑳杜仲茶養顏減肥法	西田博著	150元
㉑蜂膠驚人療效	瀨長良三郎著	150元
㉒蜂膠治百病	瀨長良三郎著	180元
㉓醫藥與生活	鄭炳全著	180元
㉔鈣長生寶典	落合敏著	180元
㉕大蒜長生寶典	木下繁太郎著	160元
㉖居家自我健康檢查	石川恭三著	160元
㉗永恒的健康人生	李秀鈴譯	200元
㉘大豆卵磷脂長生寶典	劉雪卿譯	150元
㉙芳香療法	梁艾琳譯	160元

㉚醋長生寶典	柯素娥譯	180元
㉛從星座透視健康	席拉・吉蒂斯著	180元
㉜愉悅自在保健學	野本二士大著	160元
㉝裸睡健康法	丸山淳士等著	160元
㉞糖尿病預防與治療	藤田順豐著	180元
㉟維他命長生寶典	菅原明子著	180元
㊱維他命C新效果	鐘文訓編	150元
㊲手、腳病理按摩	堤芳朗著	160元
㊳AIDS瞭解與預防	彼得塔歇爾著	180元
㊴甲殼質殼聚糖健康法	沈永嘉譯	160元
㊵神經痛預防與治療	木下眞男著	160元
㊶室內身體鍛鍊法	陳炳崑編著	160元
㊷吃出健康藥膳	劉大器編著	180元
㊸自我指壓術	蘇燕謀編著	160元
㊹紅蘿蔔汁斷食療法	李玉瓊編著	150元
㊺洗心術健康秘法	竺翠萍編譯	170元
㊻枇杷葉健康療法	柯素娥編譯	180元
㊼抗衰血癒	楊啟宏著	180元
㊽與癌搏鬥記	逸見政孝著	180元
㊾冬蟲夏草長生寶典	高橋義博著	170元
㊿痔瘡・大腸疾病先端療法	宮島伸宜著	180元
(51)膠布治癒頑固慢性病	加瀨建造著	180元
(52)芝麻神奇健康法	小林貞作著	170元
(53)香煙能防止癡呆？	高田明和著	180元
(54)穀菜食治癌療法	佐藤成志著	180元
(55)貼藥健康法	松原英多著	180元
(56)克服癌症調和道呼吸法	帶津良一著	180元
(57)Ｂ型肝炎預防與治療	野村喜重郎著	180元
(58)青春永駐養生導引術	早島正雄著	180元
(59)改變呼吸法創造健康	原久子著	180元
(60)荷爾蒙平衡養生秘訣	出村博著	180元
(61)水美肌健康法	井戶勝富著	170元
(62)認識食物掌握健康	廖梅珠編著	170元
(63)痛風劇痛消除法	鈴木吉彥著	180元
(64)酸莖菌驚人療效	上田明彥著	180元
(65)大豆卵磷脂治現代病	神津健一著	200元
(66)時辰療法——危險時刻凌晨４時	呂建強等著	180元
(67)自然治癒力提升法	帶津良一著	180元
(68)巧妙的氣保健法	藤平墨子著	180元
(69)治癒Ｃ型肝炎	熊田博光著	180元
(70)肝臟病預防與治療	劉名揚編著	180元

⑦腰痛平衡療法	荒井政信著	180元
⑦根治多汗症、狐臭	稻葉益巳著	220元
⑦40歲以後的骨質疏鬆症	沈永嘉譯	180元
⑦認識中藥	松下一成著	180元
⑦氣的科學	佐佐木茂美著	180元

・實用女性學講座・電腦編號 19

①解讀女性內心世界	島田一男著	150元
②塑造成熟的女性	島田一男著	150元
③女性整體裝扮學	黃靜香編著	180元
④女性應對禮儀	黃靜香編著	180元
⑤女性婚前必修	小野十傳著	200元
⑥徹底瞭解女人	田口二州著	180元
⑦拆穿女性謊言88招	島田一男著	200元

・校 園 系 列・電腦編號 20

①讀書集中術	多湖輝著	150元
②應考的訣竅	多湖輝著	150元
③輕鬆讀書贏得聯考	多湖輝著	150元
④讀書記憶秘訣	多湖輝著	150元
⑤視力恢復！超速讀術	江錦雲譯	180元
⑥讀書36計	黃柏松編著	180元
⑦驚人的速讀術	鐘文訓編著	170元
⑧學生課業輔導良方	多湖輝著	180元
⑨超速讀超記憶法	廖松濤編著	180元
⑩速算解題技巧	宋釗宜編著	200元

・實用心理學講座・電腦編號 21

①拆穿欺騙伎倆	多湖輝著	140元
②創造好構想	多湖輝著	140元
③面對面心理術	多湖輝著	160元
④偽裝心理術	多湖輝著	140元
⑤透視人性弱點	多湖輝著	140元
⑥自我表現術	多湖輝著	180元
⑦不可思議的人性心理	多湖輝著	150元
⑧催眠術入門	多湖輝著	150元
⑨責罵部屬的藝術	多湖輝著	150元
⑩精神力	多湖輝著	150元

⑪厚黑說服術	多湖輝著	150元
⑫集中力	多湖輝著	150元
⑬構想力	多湖輝著	150元
⑭深層心理術	多湖輝著	160元
⑮深層語言術	多湖輝著	160元
⑯深層說服術	多湖輝著	180元
⑰掌握潛在心理	多湖輝著	160元
⑱洞悉心理陷阱	多湖輝著	180元
⑲解讀金錢心理	多湖輝著	180元
⑳拆穿語言圈套	多湖輝著	180元
㉑語言的內心玄機	多湖輝著	180元

・超現實心理講座・電腦編號 22

①超意識覺醒法	詹蔚芬編譯	130元
②護摩秘法與人生	劉名揚編譯	130元
③秘法！超級仙術入門	陸　明譯	150元
④給地球人的訊息	柯素娥編著	150元
⑤密教的神通力	劉名揚編著	130元
⑥神秘奇妙的世界	平川陽一著	180元
⑦地球文明的超革命	吳秋嬌譯	200元
⑧力量石的秘密	吳秋嬌譯	180元
⑨超能力的靈異世界	馬小莉譯	200元
⑩逃離地球毀滅的命運	吳秋嬌譯	200元
⑪宇宙與地球終結之謎	南山宏著	200元
⑫驚世奇功揭秘	傅起鳳著	200元
⑬啟發身心潛力心象訓練法	栗田昌裕著	180元
⑭仙道術遁甲法	高藤聰一郎著	220元
⑮神通力的秘密	中岡俊哉著	180元
⑯仙人成仙術	高藤聰一郎著	200元
⑰仙道符咒氣功法	高藤聰一郎著	220元
⑱仙道風水術尋龍法	高藤聰一郎著	200元
⑲仙道奇蹟超幻像	高藤聰一郎著	200元
⑳仙道鍊金術房中法	高藤聰一郎著	200元
㉑奇蹟超醫療治癒難病	深野一幸著	220元
㉒揭開月球的神秘力量	超科學研究會	180元
㉓西藏密教奧義	高藤聰一郎著	250元

・養　生　保　健・電腦編號 23

①醫療養生氣功	黃孝寬著	250元

②中國氣功圖譜	余功保著	230元
③少林醫療氣功精粹	井玉蘭著	250元
④龍形實用氣功	吳大才等著	220元
⑤魚戲增視強身氣功	宮　嬰著	220元
⑥嚴新氣功	前新培金著	250元
⑦道家玄牝氣功	張　章著	200元
⑧仙家秘傳袪病功	李遠國著	160元
⑨少林十大健身功	秦慶豐著	180元
⑩中國自控氣功	張明武著	250元
⑪醫療防癌氣功	黃孝寬著	250元
⑫醫療強身氣功	黃孝寬著	250元
⑬醫療點穴氣功	黃孝寬著	250元
⑭中國八卦如意功	趙維漢著	180元
⑮正宗馬禮堂養氣功	馬禮堂著	420元
⑯秘傳道家筋經內丹功	王慶餘著	280元
⑰三元開慧功	辛桂林著	250元
⑱防癌治癌新氣功	郭　林著	180元
⑲禪定與佛家氣功修煉	劉天君著	200元
⑳顛倒之術	梅自強著	360元
㉑簡明氣功辭典	吳家駿編	360元
㉒八卦三合功	張全亮著	230元

・社會人智囊・電腦編號 24

①糾紛談判術	清水增三著	160元
②創造關鍵術	淺野八郎著	150元
③觀人術	淺野八郎著	180元
④應急詭辯術	廖英迪編著	160元
⑤天才家學習術	木原武一著	160元
⑥猫型狗式鑑人術	淺野八郎著	180元
⑦逆轉運掌握術	淺野八郎著	180元
⑧人際圓融術	澀谷昌三著	160元
⑨解讀人心術	淺野八郎著	180元
⑩與上司水乳交融術	秋元隆司著	180元
⑪男女心態定律	小田晉著	180元
⑫幽默說話術	林振輝編著	200元
⑬人能信賴幾分	淺野八郎著	180元
⑭我一定能成功	李玉瓊譯	180元
⑮獻給青年的嘉言	陳蒼杰譯	180元
⑯知人、知面、知其心	林振輝編著	180元
⑰塑造堅強的個性	坂上肇著	180元

⑱爲自己而活	佐藤綾子著	180元
⑲未來十年與愉快生活有約	船井幸雄著	180元
⑳超級銷售話術	杜秀卿譯	180元
㉑感性培育術	黃靜香編著	180元
㉒公司新鮮人的禮儀規範	蔡媛惠譯	180元
㉓傑出職員鍛鍊術	佐佐木正著	180元
㉔面談獲勝戰略	李芳黛譯	180元
㉕金玉良言撼人心	森純大著	180元
㉖男女幽默趣典	劉華亭編著	180元
㉗機智說話術	劉華亭編著	180元
㉘心理諮商室	柯素娥譯	180元
㉙如何在公司頭角崢嶸	佐佐木正著	180元
㉚機智應對術	李玉瓊編著	200元

•精 選 系 列• 電腦編號 25

①毛澤東與鄧小平	渡邊利夫等著	280元
②中國大崩裂	江戶介雄著	180元
③台灣・亞洲奇蹟	上村幸治著	220元
④7-ELEVEN高盈收策略	國友隆一著	180元
⑤台灣獨立	森　詠著	200元
⑥迷失中國的末路	江戶雄介著	220元
⑦2000年5月全世界毀滅	紫藤甲子男著	180元
⑧失去鄧小平的中國	小島朋之著	220元

•運 動 遊 戲• 電腦編號 26

①雙人運動	李玉瓊譯	160元
②愉快的跳繩運動	廖玉山譯	180元
③運動會項目精選	王佑京譯	150元
④肋木運動	廖玉山譯	150元
⑤測力運動	王佑宗譯	150元

•休 閒 娛 樂• 電腦編號 27

①海水魚飼養法	田中智浩著	300元
②金魚飼養法	曾雪玫譯	250元
③熱門海水魚	毛利匡明著	元
④愛犬的教養與訓練	池田好雄著	250元

・銀髮族智慧學・電腦編號 28

①銀髮六十樂逍遙	多湖輝著	170元
②人生六十反年輕	多湖輝著	170元
③六十歲的決斷	多湖輝著	170元

・飲 食 保 健・電腦編號 29

①自己製作健康茶	大海淳著	220元
②好吃、具藥效茶料理	德永睦子著	220元
③改善慢性病健康藥草茶	吳秋嬌譯	200元
④藥酒與健康果菜汁	成玉編著	250元

・家庭醫學保健・電腦編號 30

①女性醫學大全	雨森良彥著	380元
②初爲人父育兒寶典	小瀧周曹著	220元
③性活力強健法	相建華著	200元
④30歲以上的懷孕與生產	李芳黛編著	220元
⑤舒適的女性更年期	野末悅子著	200元
⑥夫妻前戲的技巧	笠井寬司著	200元
⑦病理足穴按摩	金慧明著	220元
⑧爸爸的更年期	河野孝旺著	200元
⑨橡皮帶健康法	山田晶著	200元
⑩33天健美減肥	相建華等著	180元
⑪男性健美入門	孫玉祿編著	180元

・心 靈 雅 集・電腦編號 00

①禪言佛語看人生	松濤弘道著	180元
②禪密教的奧秘	葉逯謙譯	120元
③觀音大法力	田口日勝著	120元
④觀音法力的大功德	田口日勝著	120元
⑤達摩禪106智慧	劉華亭編譯	220元
⑥有趣的佛教研究	葉逯謙編譯	170元
⑦夢的開運法	蕭京凌譯	130元
⑧禪學智慧	柯素娥編譯	130元
⑨女性佛教入門	許俐萍譯	110元
⑩佛像小百科	心靈雅集編譯組	130元
⑪佛教小百科趣談	心靈雅集編譯組	120元

⑫佛教小百科漫談	心靈雅集編譯組	150元
⑬佛教知識小百科	心靈雅集編譯組	150元
⑭佛學名言智慧	松濤弘道著	220元
⑮釋迦名言智慧	松濤弘道著	220元
⑯活人禪	平田精耕著	120元
⑰坐禪入門	柯素娥編譯	150元
⑱現代禪悟	柯素娥編譯	130元
⑲道元禪師語錄	心靈雅集編譯組	130元
⑳佛學經典指南	心靈雅集編譯組	130元
㉑何謂「生」　阿含經	心靈雅集編譯組	150元
㉒一切皆空　般若心經	心靈雅集編譯組	150元
㉓超越迷惘　法句經	心靈雅集編譯組	130元
㉔開拓宇宙觀　華嚴經	心靈雅集編譯組	130元
㉕真實之道　法華經	心靈雅集編譯組	130元
㉖自由自在　涅槃經	心靈雅集編譯組	130元
㉗沈默的教示　維摩經	心靈雅集編譯組	150元
㉘開通心眼　佛語佛戒	心靈雅集編譯組	130元
㉙揭秘寶庫　密教經典	心靈雅集編譯組	180元
㉚坐禪與養生	廖松濤譯	110元
㉛釋尊十戒	柯素娥編譯	120元
㉜佛法與神通	劉欣如編著	120元
㉝悟（正法眼藏的世界）	柯素娥編譯	120元
㉞只管打坐	劉欣如編著	120元
㉟喬答摩・佛陀傳	劉欣如編著	120元
㊱唐玄奘留學記	劉欣如編著	120元
㊲佛教的人生觀	劉欣如編譯	110元
㊳無門關（上卷）	心靈雅集編譯組	150元
㊴無門關（下卷）	心靈雅集編譯組	150元
㊵業的思想	劉欣如編著	130元
㊶佛法難學嗎	劉欣如著	140元
㊷佛法實用嗎	劉欣如著	140元
㊸佛法殊勝嗎	劉欣如著	140元
㊹因果報應法則	李常傳編	140元
㊺佛教醫學的奧秘	劉欣如編著	150元
㊻紅塵絕唱	海　若著	130元
㊼佛教生活風情	洪丕謨、姜玉珍著	220元
㊽行住坐臥有佛法	劉欣如著	160元
㊾起心動念是佛法	劉欣如著	160元
㊿四字禪語	曹洞宗青年會	200元
(51)妙法蓮華經	劉欣如編著	160元
(52)根本佛教與大乘佛教	葉作森編	180元

㊸大乘佛經	定方晟著	180元
㊹須彌山與極樂世界	定方晟著	180元
㊺阿闍世的悟道	定方晟著	180元
㊻金剛經的生活智慧	劉欣如著	180元

•經 營 管 理•電腦編號01

◎創新經營管理六十六大計（精）	蔡弘文編	780元
①如何獲取生意情報	蘇燕謀譯	110元
②經濟常識問答	蘇燕謀譯	130元
④台灣商戰風雲錄	陳中雄著	120元
⑤推銷大王秘錄	原一平著	180元
⑥新創意•賺大錢	王家成譯	90元
⑦工廠管理新手法	琪 輝著	120元
⑨經營參謀	柯順隆譯	120元
⑩美國實業24小時	柯順隆譯	80元
⑪撼動人心的推銷法	原一平著	150元
⑫高竿經營法	蔡弘文編	120元
⑬如何掌握顧客	柯順隆譯	150元
⑭一等一賺錢策略	蔡弘文編	120元
⑯成功經營妙方	鐘文訓著	120元
⑰一流的管理	蔡弘文編	150元
⑱外國人看中韓經濟	劉華亭譯	150元
⑳突破商場人際學	林振輝編著	90元
㉑無中生有術	琪輝編著	140元
㉒如何使女人打開錢包	林振輝編著	100元
㉓操縱上司術	邑井操著	90元
㉔小公司經營策略	王嘉誠著	160元
㉕成功的會議技巧	鐘文訓編譯	100元
㉖新時代老闆學	黃柏松編著	100元
㉗如何創造商場智囊團	林振輝編譯	150元
㉘十分鐘推銷術	林振輝編譯	180元
㉙五分鐘育才	黃柏松編譯	100元
㉚成功商場戰術	陸明編譯	100元
㉛商場談話技巧	劉華亭編譯	120元
㉜企業帝王學	鐘文訓譯	90元
㉝自我經濟學	廖松濤編譯	100元
㉞一流的經營	陶田生編著	120元
㉟女性職員管理術	王昭國編譯	120元
㊱ＩＢＭ的人事管理	鐘文訓編譯	150元
㊲現代電腦常識	王昭國編譯	150元

㊳電腦管理的危機	鐘文訓編譯	120元
㊴如何發揮廣告效果	王昭國編譯	150元
㊵最新管理技巧	王昭國編譯	150元
㊶一流推銷術	廖松濤編譯	150元
㊷包裝與促銷技巧	王昭國編譯	130元
㊸企業王國指揮塔	松下幸之助著	120元
㊹企業精銳兵團	松下幸之助著	120元
㊺企業人事管理	松下幸之助著	100元
㊻華僑經商致富術	廖松濤編譯	130元
㊼豐田式銷售技巧	廖松濤編譯	180元
㊽如何掌握銷售技巧	王昭國編著	130元
㊿洞燭機先的經營	鐘文訓編譯	150元
52新世紀的服務業	鐘文訓編譯	100元
53成功的領導者	廖松濤編譯	120元
54女推銷員成功術	李玉瓊編譯	130元
55ＩＢＭ人才培育術	鐘文訓編譯	100元
56企業人自我突破法	黃琪輝編著	150元
58財富開發術	蔡弘文編著	130元
59成功的店舖設計	鐘文訓編著	150元
61企管回春法	蔡弘文編著	130元
62小企業經營指南	鐘文訓編譯	100元
63商場致勝名言	鐘文訓編譯	150元
64迎接商業新時代	廖松濤編譯	100元
66新手股票投資入門	何朝乾　編	200元
67上揚股與下跌股	何朝乾編譯	180元
68股票速成學	何朝乾編譯	200元
69理財與股票投資策略	黃俊豪編著	180元
70黃金投資策略	黃俊豪編著	180元
71厚黑管理學	廖松濤編譯	180元
72股市致勝格言	呂梅莎編譯	180元
73透視西武集團	林谷燁編譯	150元
76巡迴行銷術	陳蒼杰譯	150元
77推銷的魔術	王嘉誠譯	120元
78 60秒指導部屬	周蓮芬編譯	150元
79精銳女推銷員特訓	李玉瓊編譯	130元
80企劃、提案、報告圖表的技巧	鄭　汶　譯	180元
81海外不動產投資	許達守編譯	150元
82八百伴的世界策略	李玉瓊譯	150元
83服務業品質管理	吳宜芬譯	180元
84零庫存銷售	黃東謙編譯	150元
85三分鐘推銷管理	劉名揚編譯	150元

㊻推銷大王奮鬥史	原一平著	150元
㊼豐田汽車的生產管理	林谷燁編譯	150元

•成功寶庫•電腦編號02

①上班族交際術	江森滋著	100元
②拍馬屁訣竅	廖玉山編譯	110元
④聽話的藝術	歐陽輝編譯	110元
⑨求職轉業成功術	陳　義編著	110元
⑩上班族禮儀	廖玉山編著	120元
⑪接近心理學	李玉瓊編著	100元
⑫創造自信的新人生	廖松濤編著	120元
⑭上班族如何出人頭地	廖松濤編著	100元
⑮神奇瞬間瞑想法	廖松濤編譯	100元
⑯人生成功之鑰	楊意苓編著	150元
⑲給企業人的諍言	鐘文訓編著	120元
⑳企業家自律訓練法	陳　義編譯	100元
㉑上班族妖怪學	廖松濤編著	100元
㉒猶太人縱橫世界的奇蹟	孟佑政編著	110元
㉓訪問推銷術	黃静香編著	130元
㉕你是上班族中強者	嚴思圖編著	100元
㉖向失敗挑戰	黃静香編著	100元
㉚成功頓悟100則	蕭京凌編譯	130元
㉛掌握好運100則	蕭京凌編譯	110元
㉜知性幽默	李玉瓊編譯	130元
㉝熟記對方絕招	黃静香編譯	100元
㉞男性成功秘訣	陳蒼杰編譯	130元
㊱業務員成功秘方	李玉瓊編著	120元
㊲察言觀色的技巧	劉華亭編著	180元
㊳一流領導力	施義彥編譯	120元
㊴一流說服力	李玉瓊編著	130元
㊵30秒鐘推銷術	廖松濤編譯	150元
㊶猶太成功商法	周蓮芬編譯	120元
㊷尖端時代行銷策略	陳蒼杰編著	100元
㊸顧客管理學	廖松濤編著	100元
㊹如何使對方說Yes	程　羲編著	150元
㊺如何提高工作效率	劉華亭編著	150元
㊼上班族口才學	楊鴻儒譯	120元
㊽上班族新鮮人須知	程　羲編著	120元
㊾如何左右逢源	程　羲編著	130元
㊿語言的心理戰	多湖輝著	130元

⑤①扣人心弦演說術	劉名揚編著	120元
⑤③如何增進記憶力、集中力	廖松濤譯	130元
⑤⑤性惡企業管理學	陳蒼杰譯	130元
⑤⑥自我啟發200招	楊鴻儒編著	150元
⑤⑦做個傑出女職員	劉名揚編著	130元
⑤⑧靈活的集團營運術	楊鴻儒編著	120元
⑥⓪個案研究活用法	楊鴻儒編著	130元
⑥①企業教育訓練遊戲	楊鴻儒編著	120元
⑥②管理者的智慧	程　義編譯	130元
⑥③做個佼佼管理者	馬筱莉編譯	130元
⑥④智慧型說話技巧	沈永嘉編譯	130元
⑥⑥活用佛學於經營	松濤弘道著	150元
⑥⑦活用禪學於企業	柯素娥編譯	130元
⑥⑧詭辯的智慧	沈永嘉編譯	150元
⑥⑨幽默詭辯術	廖玉山編譯	150元
⑦⓪拿破崙智慧箴言	柯素娥編譯	130元
⑦①自我培育・超越	蕭京凌編譯	150元
⑦④時間即一切	沈永嘉編譯	130元
⑦⑤自我脫胎換骨	柯素娥譯	150元
⑦⑥贏在起跑點—人才培育鐵則	楊鴻儒編譯	150元
⑦⑦做一枚活棋	李玉瓊編譯	130元
⑦⑧面試成功戰略	柯素娥編譯	130元
⑦⑨自我介紹與社交禮儀	柯素娥編譯	150元
⑧⓪說NO的技巧	廖玉山編譯	130元
⑧①瞬間攻破心防法	廖玉山編譯	120元
⑧②改變一生的名言	李玉瓊編譯	130元
⑧③性格性向創前程	楊鴻儒編譯	130元
⑧④訪問行銷新竅門	廖玉山編譯	150元
⑧⑤無所不達的推銷話術	李玉瓊編譯	150元

・處世智慧・電腦編號 03

①如何改變你自己	陸明編譯	120元
⑥靈感成功術	譚繼山編譯	80元
⑧扭轉一生的五分鐘	黃柏松編譯	100元
⑩現代人的詭計	林振輝譯	100元
⑫如何利用你的時間	蘇遠謀譯	80元
⑬口才必勝術	黃柏松編譯	120元
⑭女性的智慧	譚繼山編譯	90元
⑮如何突破孤獨	張文志編譯	80元
⑯人生的體驗	陸明編譯	80元

國家圖書館出版品預行編目資料

我戰勝了癌症／安田伸著，吳秋嬌譯
—初版，—臺北市；大展，民86
176面，　公分—（健康天地；76）
譯自：ボクはがンに勝った
ISBN 957-557-735-3（平裝）
1.癌　2.病患—傳記
415.271　86007621

ISBN 957-557-735-3

我戰勝了癌症

原著者／安田　伸
編譯者／吳　秋　嬌
發行人／蔡　森　明
出版者／大展出版社有限公司
社　址／台北市北投區（石牌）致遠一路二段12巷1號
電　話／(02) 8236031・8236033
傳　眞／(02) 8272069
郵政劃撥／0166955－1
登記證／局版臺業字第2171號
承印者／國順圖書印刷公司
裝　訂／嶸興裝訂有限公司
排版者／千兵企業有限公司
電　話／(02) 8812643
初版1刷／1997年（民86年）7月

定　價／180元

●本書若有破損缺頁敬請寄回本社更換●

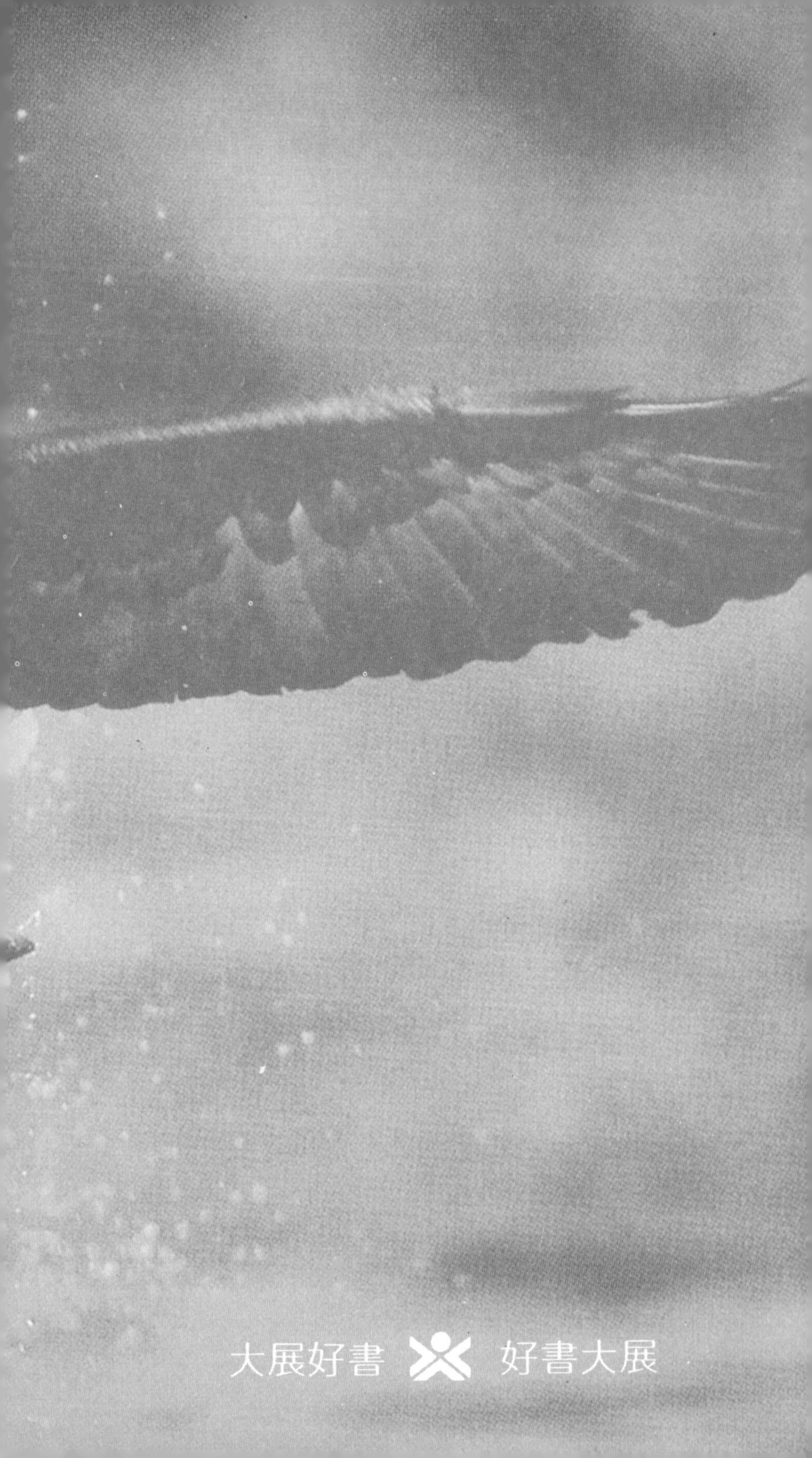
大展好書 好書大展

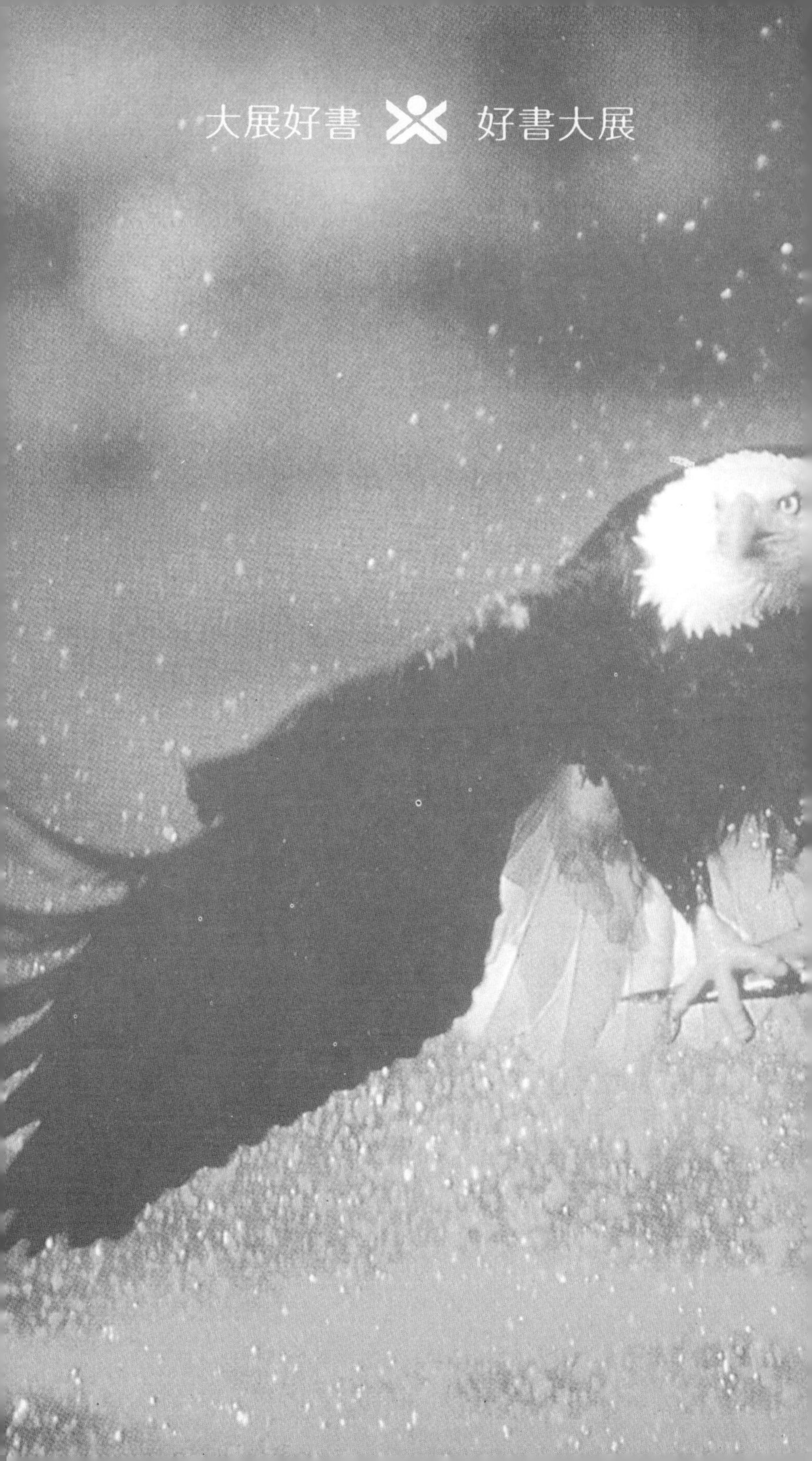
大展好書 好書大展